褥瘡・創傷・スキンケア

WOC
wound
ostomy
continence

ナースの
知恵袋

総監修：溝上 祐子　編著：小林 智美／黒木さつき

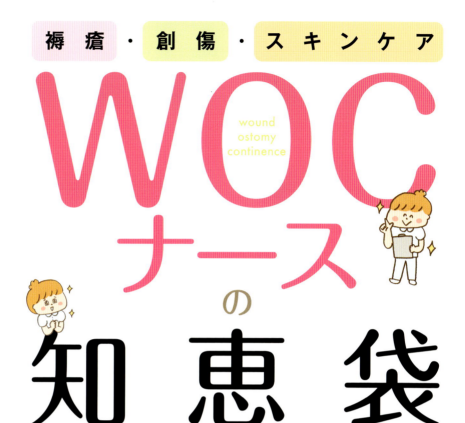
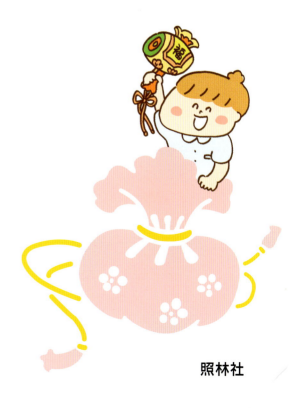

照林社

序文

現在の日本は、2025年問題を抱え、高齢化の進展に伴う変化に対応するべく、医療介護総合確保推進法による改革が実施されています。改革の方向性は2つあり、「高度急性期から在宅医療まで、患者の状態に応じた適切な医療を、地域において効果的かつ効率的に提供できる体制の整備」「患者ができるだけ早く社会に復帰し、地域で継続して生活が送れるようにする」ということです。病院だけでは完結しない、してはいけない状況が生まれつつあります。

この、病院医療から地域医療へと変化する医療体制のなかで、看護師には効率的で有効な看護技術の提供が求められています。

これまで皮膚・排泄ケアの教育を行ってきたなかで、看護師のスキルアップのための多くの書籍を作ってきました。しかし、難しい専門書籍やガイドラインは、現場の看護師には手にとって読んでいただく機会が少なく、かといって基礎的な内容では物足りないのではないかと感じることもありました。むしろ現場でお困りの内容に、コンサルテーションを受けるような形で「皮膚・排泄ケア認定看護師がそばで教えてくれるような」そんな書籍を作成し、現場のニーズに応えること、前述したような高齢化の進展に伴って起きている現場の変化に対応することも、よりよい看護を広めていく手立てではないかと考えました。

病院や施設など環境や物品の違い、経験の違い、風土の違いなどから、マニュアルどおりのケアがどこでも提供できるわけではありません。なんらかの工夫を施し、初めは見よう見まねで試行錯誤することから発展的なケアにつながります。これはまた、認定看護師らも同じ経験をしています。自分の経験だけでは足りない部分やちょっとした技やケア・処置のポイントを知り実践することで、さまざまな経験を重ね、自分の糧にしていきます。

認定看護師らはとどまることなく、よりよいケアを追及して進んでいます。本書『WOCナースの知恵袋』は認定看護師でなくとも、同じ志をもっている悩み多き現場の看護師の皆さんの一助となる書籍になっていると思います。褥瘡・創傷・スキンケアのすべてを学びたいという方に手にとって読んでいただければ幸いです。

2019年5月

公益社団法人日本看護協会看護研修学校
認定看護師教育課程 課程長

溝上祐子

CONTENTS

PART 1 褥瘡・創傷・スキンケア アップデート

創傷治癒過程	西片一臣	2
スキン-テア	小林智美	6
MDRPU（医療関連機器圧迫創傷）	辻 一宗	9
IAD（失禁関連皮膚炎）	島児真奈己	14
褥瘡・創傷・スキンケアにおける経済的側面	樋口ミキ	18

PART 2 WOCナースのケアの"ワザ"

ハイリスク状態のスキンケア

スキン-テアの予防	小林智美、山坂友美	24
スキン-テアへの対応	小林智美、山坂友美	29
ガーゼによる浸軟予防	黒木さつき	32
胃瘻周囲皮膚へのケアと消化液の漏れ対策	黒木さつき	35
紙おむつ使用時のスキントラブルの予防	櫻井由妃子	40
おむつの漏れ予防対策	黒木さつき	42
IADによる皮膚トラブルのケア	中村公子	46
さまざまな場面で役立つスキンケア	黒木さつき	49

医療関連機器圧迫創傷（MDRPU）の予防

NPPVマスク	志村知子	53
経鼻カニューレ・経皮酸素飽和度モニター	小林智美	56

弾性ストッキングによるトラブルの予防 ……………………… 松村佳世子　59

ギプス・シーネ ……………………………………………………… 小林智美　65

鼻腔チューブ、胃管チューブ、膀胱留置カテーテル ……… 松村佳世子　67

動静脈ライン挿入部 ………………………………………………… 小林智美　72

抑制帯・ミトン ……………………………………………………… 櫻井由妃子　74

創傷被覆材、皮膜剤、剥離剤をうまく使う

創傷被覆材の貼り方の工夫 ……………………… 小林智美、櫻井由妃子　77

皮膜剤の使い方 ……………………………………………………… 小林智美　83

剥離剤の使い方 ……………………………………………………… 小林智美　85

そのほかの創傷管理

ドレーンのトラブルケア ………………………… 黒木さつき、中村公子　88

瘻孔管理 ……………………………………………………………… 山坂友美　95

足趾の潰瘍とフットケア …………………………………………… 小林智美　99

自壊創、感染創のにおい管理 …………………………………… 黒木さつき　102

PART 3　これならできる！　褥瘡・創傷ケア

ハイリスク患者の褥瘡予防

骨突出が著明なとき ………………………………………………… 沼田貴子　106

浮腫が著明なとき …………………………………………………… 沼田貴子　111

殿部の浸軟が著明なとき …………………………………………… 安西美智子　116

乾燥が著しく、保湿剤の効果がみられないとき ………………………… 黒木さつき　119

足の血流が悪いとき …………………………………………………………… 志村知子　124

脊髄損傷や半身麻痺があるとき …………………………………………… 櫻井由妃子　126

褥瘡の評価・ケア・治療

褥瘡の評価 ………………………………………………… 船木智子、黒木さつき　129

仙骨部d1の褥瘡 ……………………………………………………………… 船木智子　132

尾骨部d1の褥瘡 ……………………………………………………………… 船木智子　134

踵部d1の褥瘡 ………………………………………………………………… 船木智子　136

治癒した創傷の痕のケア ……………………………………………………… 中村公子　138

クリティカル領域でd1の褥瘡をみつけたら ……………………………… 志村知子　142

仙骨部d2の褥瘡（ドライスキン）…………………………………………… 松本　忍　145

仙骨部d2の褥瘡（水疱）……………………………………………………… 黒木さつき　146

尾骨部d2の褥瘡（不安定な座位姿勢によるずれが原因）……………… 黒木さつき　148

尾骨部d2の褥瘡（創周囲が浸軟している）………………………………… 船木智子　150

尾骨部d2の褥瘡（おむつが原因）…………………………………………… 松本　忍　153

踵部d2の褥瘡（ギプス、シーネによるもの）……………………………… 馬場真子　154

踵部d2の褥瘡（水疱の破綻）………………………………………………… 黒木さつき　156

足趾d2の褥瘡（水疱がある）………………………………………………… 馬場真子　158

複数個のd2・D3の褥瘡 ……………………………………………………… 黒木さつき　160

深達度が異なる褥瘡 …………………………………………………………… 馬場真子　162

PART 4 場面ごとの褥瘡予防

クリティカルな状況でのポジショニング	辰野　綾	164
緩和ケア領域	佐藤寿衣	166
手術室での褥瘡予防	帯刀朋代	170
在宅領域	黒木さつき	174

資料　DESIGN-R® 褥瘡経過評価用		179
索引		181

装丁：関原直子
カバーイラストレーション：高村あゆみ
本文イラストレーション：今﨑和広、長尾映美、高村あゆみ
本文DTP：明昌堂

本書の注意点

・本書で紹介している治療とケアの実際は、編著者の臨床例をもとに展開しています。実践により得られた方法を普遍化すべく万全を尽くしておりますが、万一、本書の記載内容によって不測の事故等が起こった場合、編著者・出版社はその責を負いかねますことをご了承ください。なお、本書に掲載した写真は、患者ご本人・ご家族の同意を得て掲載しています。
・本書に記載しております薬剤・機器等の使用にあたっては、個々の添付文書や取り扱い説明書を参照し、適応や使用法等については常にご確認ください。

執筆者一覧

■ 総監修

溝上祐子 ⋯⋯⋯ 公益社団法人日本看護協会看護研修学校 認定看護師教育課程 課程長

■ 編著

小林智美 ⋯⋯⋯ 公益社団法人日本看護協会看護研修学校 認定看護師教育課程 教員
　　　　　　　／皮膚・排泄ケア認定看護師

黒木さつき ⋯⋯ 稲沢市民病院 看護部／皮膚・排泄ケア認定看護師

■ 執筆者 (掲載順)

西片一臣 ⋯⋯⋯ 新潟県厚生農業協同組合連合会新潟医療センター 看護部／皮膚・排泄ケア認定看護師

辻　一宗 ⋯⋯⋯ 日本大学病院 臨床工学室 臨床工学技士

島児真奈己 ⋯⋯ 日本大学病院 看護部／皮膚・排泄ケア認定看護師

樋口ミキ ⋯⋯⋯ 公益社団法人日本看護協会看護研修学校 認定看護師教育課程 教員
　　　　　　　／皮膚・排泄ケア認定看護師

山坂友美 ⋯⋯⋯ 独立行政法人国立病院機構相模原病院 看護部 副看護師長／皮膚・排泄ケア認定看護師

櫻井由妃子 ⋯⋯ 独立行政法人労働者健康安全機構中部労災病院 看護部／皮膚・排泄ケア認定看護師

中村公子 ⋯⋯⋯ 独立行政法人労働者健康安全機構釧路労災病院 看護部 師長／皮膚・排泄ケア認定看護師

志村知子 ⋯⋯⋯ 日本医科大学付属病院 看護部 主任看護師
　　　　　　　／急性・重症患者看護専門看護師、皮膚・排泄ケア認定看護師

松村佳世子 ⋯⋯ 日本医科大学多摩永山病院 看護部 主任看護師／皮膚・排泄ケア認定看護師

沼田貴子 ⋯⋯⋯ 東京都立大塚病院 看護部 副看護師長／皮膚・排泄ケア認定看護師

安西美智子 ⋯⋯ 東京都立広尾病院 看護部 副看護師長／皮膚・排泄ケア認定看護師

船木智子 ⋯⋯⋯ 独立行政法人地域医療機能推進機構東京新宿メディカルセンター 看護部 看護師長
　　　　　　　／皮膚・排泄ケア認定看護師

松本　忍 ⋯⋯⋯ 公益財団法人田附興風会医学研究所北野病院 看護管理室 認定看護師長／皮膚・排泄ケア認定看護師

馬場真子 ⋯⋯⋯ JA愛知厚生連江南厚生病院 看護部 看護課長／皮膚・排泄ケア認定看護師

辰野　綾 ⋯⋯⋯ 日本大学病院 看護部 救命救急センター／集中ケア認定看護師

佐藤寿衣 ⋯⋯⋯ 日本大学病院 看護部／緩和ケア認定看護師

帯刀朋代 ⋯⋯⋯ 東京医科大学病院 看護部 主任看護師／皮膚・排泄ケア認定看護師

PART
1

褥瘡・創傷・スキンケア アップデート

創傷治癒過程

西片一臣

創傷治癒過程を理解して褥瘡を評価する

創傷治癒過程（wound healing process）は、日本褥瘡学会の用語集やさまざまな文献で述べられています。創傷治癒過程を正しく理解することは、本書Part3で解説される褥瘡状態判定スケールであるDESIGN-R®を正しく理解するためにも必要不可欠です。

しかし、臨床の現場では、「創傷治癒過程の説明は、横文字が多くてわかりづらい」「同じ意味でも、テキストによっていろいろな用語があってわかりづらい」などの声がよく聞かれます。

そこで本項では、創傷治癒過程をなるべくやさしく説明していきたいと思います。

皮膚の構造を理解する

皮膚は、表皮、真皮、皮下組織から構成されます（図1）。

真皮にある「毛包」の存在は、以下に解説する皮膚の「再生」にたいへん重要です。

創傷は皮膚損傷の深さによって治り方が異なる

真皮までの損傷の場合、皮膚は「再生（見た目に損傷前と変わらない）」によって治癒します。特に、毛包が存在する場合、再生によって治癒し

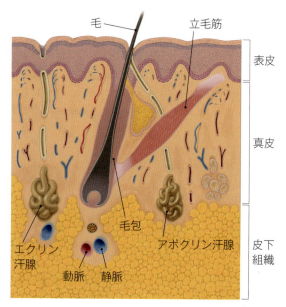

図1　皮膚の構造

ます（図2）。

しかし、皮下組織より深い損傷の場合、皮膚は「修復（見た目に瘢痕を残す）」によって治癒します。いわゆる「傷痕」を残します（図3）。

ここでいう「創傷治癒過程」とは、「皮下組織より深い皮膚損傷の治癒過程」のことをいいます。

創傷治癒過程

創傷治癒過程は①出血凝固期→②炎症期→③増殖期→④成熟期の4期に分けられます。

以下に、それぞれについて解説します。

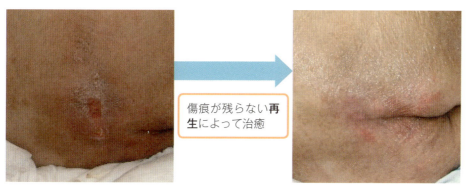

図2 真皮までの皮膚損傷の治癒過程

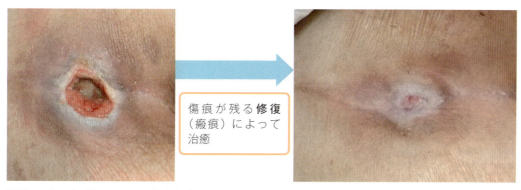

図3 皮下組織より深い皮膚損傷の治癒過程

1．出血凝固期

　出血によって、凝固塊が創傷をふさいで止血する時期をいいます。そのため、褥瘡発見時にはこの時期を終えていることがほとんどです。

　止血の際は、血小板より創傷治癒を開始させるサイトカインが放出されます。代表的なサイトカインは、血小板由来増殖（成長）因子（platelet derived growth factor：PDGF）です。

　よって、出血して止血するとき、創傷治癒過程がスタートします。

2．炎症期

　「炎症」というと、炎症・感染徴候のある創傷を想像しやすいですが、創傷治癒過程における炎症期とは、炎症・感染徴候のある創傷はもちろん、壊死組織のある創傷や、滲出液が多く（1日2回以上の褥瘡処置が必要な場合）、滲出液に粘りがあったり、悪臭があったりする創傷のこともいいます（図4）。

　この時期は、好中球やマクロファージなどの炎症細胞が壊死組織や感染と闘い、創を清浄化する時期です（図5）。さらに、壊死組織を融解（融かす）するため、matrix metalloproteinase（MMP）に代表される蛋白分解酵素が活躍します。よって、外用薬においては、抗菌作用のあるものや壊死組織を融解するようなものを選択します。また、褥瘡処置においては、壊死組織を除去するため、洗浄はもちろん外科的なデブリードマンが必要となります。さらに、滲出液の量に応じた外用薬やドレッシング材の選択が必要となります。

●感染徴候のある褥瘡　　　●壊死組織のある褥瘡

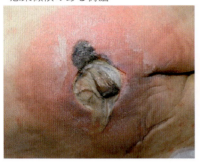
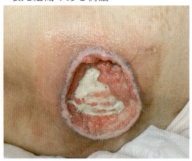

●壊死組織のある褥瘡　　　●滲出液が多い・粘りのある褥瘡

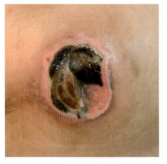
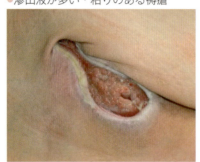

図4　炎症期の褥瘡

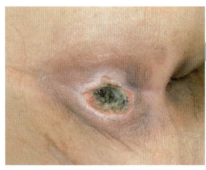
細菌や壊死組織を除去し、創の清浄化を図る
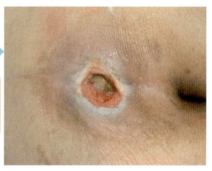

図5　炎症細胞が壊死組織・感染と闘い創を清浄化（炎症期）

3. 増殖期

創が肉芽組織で覆われ、徐々に収縮が始まり、瘢痕によって創が閉鎖するまでの時期をいいます（図6）。

線維芽細胞増殖（成長）因子（fibloblast growth factor：FGF）に代表される増殖（成長）因子によって、線維芽細胞が活躍し、肉芽組織が形成され、皮膚が損傷された部分を埋めていきます。肉芽組織の形成とあわせて、血管内皮細胞などの活躍により、創傷治癒が進むよう新しい血管が生まれます（血管新生）。さらに、創が肉芽組織である程度埋まると、表皮細胞の活躍により創の周囲から収縮と閉鎖が起こってきます。

トラフェルミン（フィブラスト®スプレー）は、現在の日本において保険診療での使用が認められた、唯一のFGFです。

4. 成熟期

増殖期に創の閉鎖のために形成された瘢痕が、より強固となる時期をいいます（図7）。

PART1 褥瘡・創傷・スキンケア アップデート

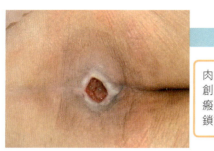
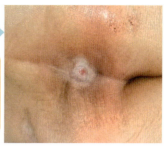

図6 肉芽組織の増殖・創の収縮によって閉鎖する創（増殖期）

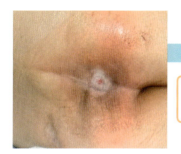
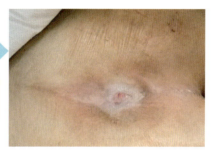

図7 瘢痕が成熟し、より強固となる（成熟期）

瘢痕が形成されても成熟するまでには数か月を要します。つまり、褥瘡が閉鎖した後でも瘢痕は成熟していないため再発しやすいのです。そこで、瘢痕を保護するケアが重要となります。

褥瘡が治りにくいのは、慢性創傷だから

慢性創傷とは、出血凝固期→炎症期→増殖期→成熟期のいずれかがうまくいかず、治癒が遅延している状態にあります。特に褥瘡は、炎症期が慢性化している場合が多いです。

褥瘡は、炎症期から増殖期へ移行しても、炎症期へと逆行することがしばしば起こります。炎症期と増殖期では使用する外用薬や創傷被覆材などがまったく異なるため、創をよく観察します。壊死組織や悪臭の出現、滲出液の増加など、炎症期への逆行が疑われる場合は、医師にすみやかに相談することが重要です。

炎症期から増殖期へとスムーズに移行させるためのWBP

炎症期をスムーズに乗り切るためには、創面環境調整（wound bed preparation：WBP）が重要です。WBPとは、簡単にいうと感染/炎症の制御と壊死組織の除去、滲出液のコントロールのことをいいます。日々行うWBPで重要なのは、創の観察と洗浄です。さらに増殖期から炎症期への逆行が疑われる際にはすみやかに医師に相談し、壊死組織のメンテナンスデブリードマンや、外用薬・創傷被覆材の変更などを検討することが重要です。

また、褥瘡管理においては、体圧分散用具の使用と体位変換といったポジショニングによる圧再分配、栄養管理などとあわせて、WBPといった創傷治癒過程に沿った褥瘡ケアが重要です。

参考文献
1. 日本褥瘡学会 編：褥瘡の治癒経過（治癒過程、難治化の原因）. 褥瘡ガイドブック 第2版. 照林社, 東京, 2015：21-22.

スキン-テア

小林智美

スキン-テアとは

1. 定義

スキン-テアの定義は「摩擦・ずれによって、皮膚が裂けて生じる真皮深層までの損傷（部分層損傷）」[1]とされています。

2. 評価方法

日本語版STARスキンテア分類システム（図1）を用いて評価します。

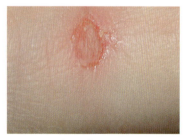

カテゴリー1a
創縁を（過度に伸展させることなく）正常な解剖学的位置に戻すことができ、皮膚または皮弁の色が蒼白でない、薄黒くない、または黒ずんでいないスキンテア

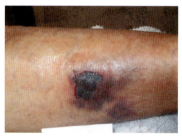

カテゴリー1b
創縁を（過度に伸展させることなく）正常な解剖学的位置に戻すことができ、皮膚または皮弁の色が蒼白、薄黒い、または黒ずんでいるスキンテア

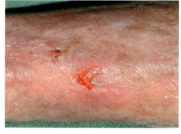

カテゴリー2a
創縁を正常な解剖学的位置に戻すことができず、皮膚または皮弁の色が蒼白でない、薄黒くない、または黒ずんでいないスキンテア

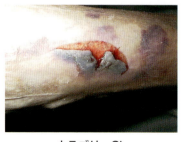

カテゴリー2b
創縁を正常な解剖学的位置に戻すことができず、皮膚または皮弁の色が蒼白、薄黒い、または黒ずんでいるスキンテア

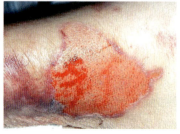

カテゴリー3
皮弁が完全に欠損しているスキンテア

図1 日本語版STARスキンテア分類システム
日本創傷・オストミー・失禁管理学会 編：ベストプラクティス スキン-テア（皮膚裂傷）の予防と管理. 照林社，東京，2015：7. より許可を得て転載

スキン-テアの発生機序

1. 皮膚の構造とスキン-テア

　人間の皮膚は、外側から「表皮」「真皮」「皮下組織」の3層で構成されています。なかでも表皮は4層に分かれており、外側から「角層・顆粒層・有棘層・基底層」となっています（図2）。

　基底層と真皮の間は、ヘミデスモゾーム構造となっています。図2にあるように、基底層と真皮の間は波を打つような「表皮突起」と呼ばれる突起があり、基底膜と真皮層がしっかりと結合され、少しの外力では剥がれたりしない構造になっています。

　しかし、老化により波の数が減り、表皮突起の平坦化が進むと、結合構造は弱くなり外力によって表皮が剥がれやすくなってしまいます。これを、スキン-テアといいます。

2. スキン-テアと褥瘡

　スキン-テアが発生しやすい皮膚には、表1のような特徴がみられます。スキン-テア予防のために、まず患者アセスメントを行う必要があります。表1のような皮膚の特徴に加え、表2に示す全身状態をチェックします。

　これらのアセスメントを行い該当する場合は、スキン-テアのリスクが高い患者であるとアンテナを張り、予防ケアの計画を立てる必要があります。また、表1、2に該当する患者はスキン-テアが発生しやすいのと同時に褥瘡発生のリスクの保有でもあります。どちらも予防が重要です。

スキン-テアの発生原因

　スキン-テアの発生原因で最も多いのは、外力です。外力は患者の行動や医療者の管理が原因で

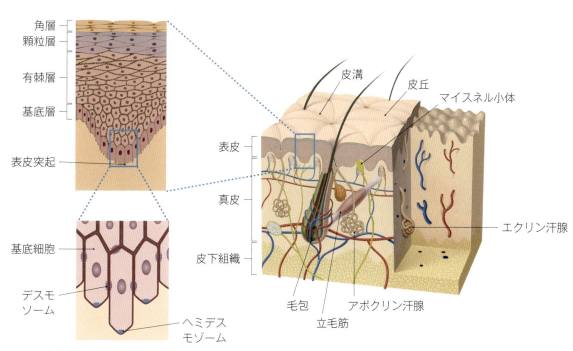

図2　皮膚の構造

表1　スキン-テアが発生しやすい皮膚の特徴

- 乾燥
- 紫斑
- 浮腫
- ティッシュペーパー様
- 色素沈着
- 血腫
- 瘢痕
- 水疱
- 色素脱失

表2　全身状態のアセスメント項目

- 75歳以上
- ステロイド長期使用歴
- 抗凝固薬使用歴
- 活動の低下
- 日光曝露歴
- 抗がん剤、分子標的治療薬使用歴
- 放射線治療歴
- 低栄養、痩せ
- 認知機能低下

表3　スキン-テアの主な発生原因

患者要因	・痙攣 ・不随意運動 ・不穏行動による転倒・転落 ・認知機能低下による転倒・転落
医療者管理要因	・体位変換 ・車いす移乗介助 ・清拭、入浴ケア ・医療用テープ剥離時 ・抑制帯の使用 ・患者識別バンドの硬化 ・リハビリテーション実施時 ・ポータブルX線撮影時 ・手術など侵襲的な処置時（消毒、機器の装着、広範囲のテープの貼付など）

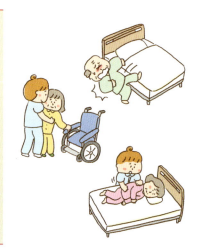

起こります。

　例えば、不穏行動によってどこかにぶつけたり、体位変換のときに腕をつかんでしまったことによって外力を生じ、些細なことで皮膚が破綻します。表3に、スキン-テアの主な発生原因をまとめました。

　これらの発生原因は、看護師だけが気をつけていてもうまくいきません。医師や診療放射線技師、理学療法士、手術室スタッフ等、患者にかかわるすべての医療従事者にも教育が必要です。

引用文献

1. 日本創傷・オストミー・失禁管理学会 編：スキン-テアの概要．ベストプラクティス スキン-テア（皮膚裂傷）の予防と管理．照林社，東京，2015：6-7．

MDRPU
（医療関連機器圧迫創傷）

辻 一宗

MDRPU (medical device related pressure ulcer：医療関連機器圧迫創傷) とは

1. 定義

　日本褥瘡学会学術委員会と用語検討委員会の協働で、MDRPUは以下のように定義されています。「医療関連機器による圧迫で生じる皮膚ないし下床の組織損傷であり、厳密には従来の褥瘡すなわち自重関連褥瘡（self-load related pressure ulcer）と区別されるが、ともに圧迫創傷であり広い意味では褥瘡の範疇に属する。なお、尿道、消化管、気道等の粘膜に発生する創傷は含めない」[1]

2. 評価方法

　MDRPUの評価方法は、「医療関連機器圧迫創傷の重症度、経過評価は、DESIGN-R® (p.179参照）を用いてもよい」[1]とされています。

効果的かつMDRPUを起こさないマスクフィッティング

　非侵襲的陽圧換気(non-invasive positive pressure ventilation：NPPV）では、マスクフィッティングの成功が呼吸状態を改善させる鍵となります。「だからマスクはしっかり装着したい！ とはいえ、強すぎるマスクの締めつけはMDRPU発生の原因となる……」、こんな矛盾に困ったことはありませんか？

　ここでは、適切なマスクフィッティングや皮膚の保護に役立つポイントを紹介します。

1. よいマスクフィッティングのコツ

　急性期の病態にある患者は、頻拍・頻呼吸で冷や汗をかいており、とても苦しそうにみえます。しかし、だからといってマスクを強引に装着してはいけません。マスクをすぐに受け入れられる患者もいますが、そうでない患者の場合は、マスクを嫌がってしまい治療がうまくいかなくなるからです。

　患者の理解を得て治療に協力してもらうことは、NPPVを成功させるために最も大切な要素です。表1に示す手順を参考に、時間をかけてマスクを受け入れてもらいましょう。マスクサイズの選択、フィッティング、装着後の管理のポイントを、図1、2と表2に示します。

表1　NPPV導入時の手順

□ 患者の手にマスクを当て、「少し強めの風が来ます」と説明して送気を感じてもらう
□ 最初は設定圧（呼気終末陽圧：positive end expiratory pressure：PEEP）を低く設定し、医療者がマスクを手に持ち、患者の顔に当てる
□ しばらく陽圧換気に慣れてもらう。嫌がるときは、酸素マスクに戻して休憩を挟む
□ 患者が慣れたところでマスクをストラップで固定し、目標の設定圧まで上げる

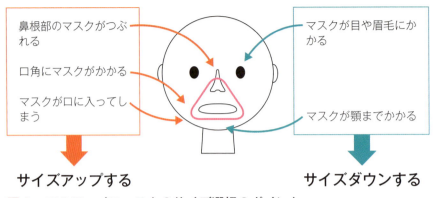

図1　フルフェイスマスクのサイズ選択のポイント

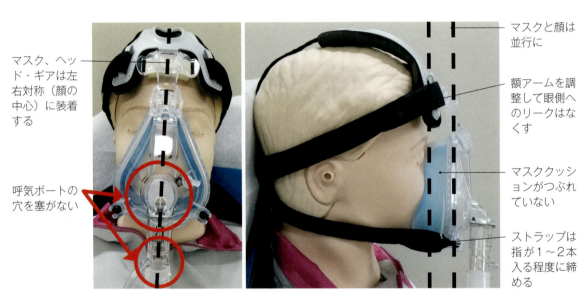

図2　基本的なマスクフィッティング

表2　NPPV装着後管理のチェックポイント

□ 患者の容認性がよく、マスク装着による痛みがない。呼吸に同調している
□ マスクサイズが適切であり、左右均等に装着できている
□ ストラップがよじれていない。耳介を圧迫していない
□ 鼻根・口唇部等からの過剰な空気漏れがなく、リーク量が適切である
□ マスククッションにめくれや捻れがなく、全体が均等な強さで装着できている
□ マスク内に過剰な水滴がない
□ 定期的に皮膚の評価を行い、マスクと皮膚を清潔に保っている（1日3回以上）
□ 経鼻胃管を挿入している場合、皮膚保護剤などを使用して皮膚を保護している

2. リークはあったほうがいい？

　マスクフィッティングを行うとき、「リークをなくさなければ！」と思っていませんか？　実は、「リークが少ない」＝「よいフィッティング」ではありません。

　NPPV専用装置は、リークすることを前提に設計されているため、ある程度のリークは許容できます。一般的には20～30L/分のリークが適切といわれていますが、それより少ない場合はストラップを締めすぎている可能性が考えられます。

40L/分を超えるリークがある場合は、うまく呼吸に同調しない恐れがあるため、フィッティングを見直してみてください。

　適切なリーク量は、機種やマスクの種類などによって異なるため、臨床工学技士に確認しましょう。

3. 皮膚保護剤はどこに貼ればいい？

　表3に示したように、マスクの種類によってMDRPUの好発部位は異なるため、好発部位を保

表3　主なマスクの種類・特徴とMDRPU好発部位

	ネーザルマスク	フルフェイスマスク	トータルフェイスマスク
長所	●会話や食事ができる ●圧迫感が少ない	●高い圧がかけられる ●開口しても圧が逃げず、口呼吸患者でも適応できる	●高い圧がかけられる ●サイズ選択が不要
短所	●高い圧がかけられない ●開口すると圧が逃げてしまう。口呼吸患者には不向き	●頬のくぼみが大きいとマスクがフィットせず、リークが増える ●皮膚トラブルが多い	●顔の小さい患者に不向き ●顔全体を覆うため、不快感が強い
外観			
MDRPU好発部位			

（マスクはすべて株式会社フィリップス・ジャパン）

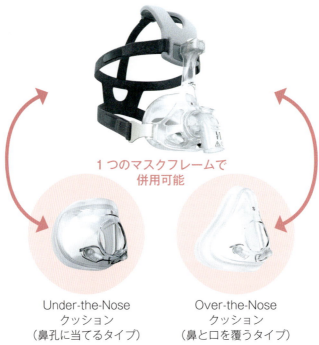

図3　マスククッションを取り替えられる製品

護するように皮膚保護剤を使用します。しかし、保護剤の貼付によってリーク量が増え、呼吸同調性が悪化してしまっては本末転倒です。リーク量や呼吸状態を確認しながら、適切なフィッティングを心がけましょう。

保護剤貼付後も、発赤や浸軟がないかこまめに観察し、皮膚を清潔に保ちます。

マスククッションを取り替えることができるマスクフレームもあります（図3）。

4．MDRPUが発生してしまったら？

1）皮膚保護剤の変更

治癒促進を目的とした皮膚保護剤を使用します（表4）。創の場所や大きさによって、使用する皮膚保護剤の種類も異なるため、皮膚・排泄ケア認定看護師に相談しましょう。

2）マスクの変更

マスクの種類やサイズを変更して、創の圧迫を避けます。「昼はフルフェイス」「夜はトータルフェイス」というようなマスクローテーションの活用がMDRPU予防に効果的です。

3）NPPVが必要か見きわめる

呼吸状態が安定していれば、早期の離脱をめざして経鼻高流量療法（nasal high flow therapy：NHFT）や酸素マスクへの変更を検討しましょう。逆に、呼吸状態の改善が乏しいときはNPPVで粘りすぎずに、気管挿管に踏み切ったほうが効果的な場合もあります。

現在の呼吸状態を、よく観察・評価しましょう。

PART1 褥瘡・創傷・スキンケア アップデート

表4　皮膚保護剤の例

> 創傷保護の場合は、治癒促進を目的としたものを選ぶとよい

	創傷予防		治癒促進		
商品例	ココロール®（スキニックス®）	ビジダーム®（コンバテックジャパン株式会社）	エスアイエイド®（アルケア株式会社）	デュオアクティブ®ET（コンバテックジャパン株式会社）	ハイドロサイト®ジェントル 銀（スミス・アンド・ネフュー株式会社）
特徴	●薄くやわらかい高クッション性の素材 ●機器が肌を圧迫する部位や浮きがある箇所へ使用する	●柔軟性に富み、粘着力が強いので、凹凸のある部位や動きのある部位への貼付ができる	●使用目的 ▶創の保護 ▶滲出液の吸収 ▶シリコーンゲルメッシュによる粘着で、剥がしたときの皮膚損傷が少ない	●真皮までの創傷に対して用いる ●使用目的 ▶創の保護 ▶湿潤環境の維持 ▶治癒の促進 ▶疼痛の軽減	●皮下脂肪組織までの傷（Ⅲ度熱傷を除く）に対して用いる ●使用目的 ▶創の保護 ▶湿潤環境の維持 ▶治癒の促進 ▶疼痛の軽減

引用・参考文献

1. 日本褥瘡学会 編：ベストプラクティス 医療関連機器圧迫創傷の予防と管理. 照林社, 東京, 2016：6.
2. 三木隆弘：看護師・研修医・臨床工学技士のための救急・ICUのME機器らくらく攻略ブック～さらば機械オンチ. さらばME機器トラブル～. メディカ出版, 大阪, 2016：126-133.
3. 日本呼吸器学会NPPVガイドライン作成委員会：NPPV（非侵襲的陽圧換気療法）ガイドライン-改訂版 2 版. 南江堂, 東京, 2015：51-56.
4. 日本褥瘡学会 編：ベストプラクティス 医療関連機器圧迫創傷の予防と管理. 照林社, 東京, 2016：39-49.

IAD（失禁関連皮膚炎）

島児真奈己

IAD（Incontinence Associated Dermatitis：失禁関連皮膚炎）とは

1. 定義

IADの定義は、「尿または便（あるいは両方）が皮膚に接触することにより生じる皮膚炎である」[1]とされています。

2. 評価方法

評価方法は、IAD重症度評価スケール（IAD-set、図1）を用います。

Ⅰ. 皮膚の状態	0点	1点	2点	3点
皮膚障害の程度	なし	紅斑	びらん	潰瘍
カンジダ症の疑い	なし	あり		

	①	②	③	④	⑤	⑥	⑦	⑧	Ⅰ. 小計

＊同一部位に皮膚障害の程度が異なるものが混在する場合は重症の高いほうを選択する

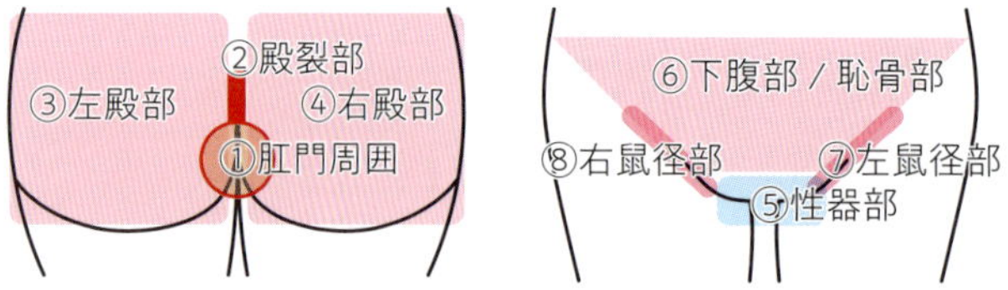

②殿裂部
③左殿部　④右殿部
①肛門周囲

⑥下腹部／恥骨部
⑧右鼠径部　⑦左鼠径部
⑤性器部

合計点
（Ⅰ＋Ⅱ）

Ⅱ. 付着する排泄物のタイプ	0点	1点	2点	3点
便	付着なし	有形便	軟便	水様便
尿	付着なし	正常	感染の疑い	

		Ⅱ. 小計
便		
尿		

©2016,2017一般社団法人日本創傷・オストミー・失禁管理学会
著作権は、日本創傷・オストミー・失禁管理学会に帰属します。
許可なく営利目的で使用することを禁じます。

図1　IAD重症度評価スケール（IAD-set）
日本創傷・オストミー・失禁管理学会 編：第3章 IADのアセスメント：IAD-set. IADベストプラクティス. 照林社, 東京, 2019：13. より許可を得て転載

PART1 褥瘡・創傷・スキンケア アップデート

IADと褥瘡の違い

1. 殿部の創傷＝褥瘡とは限らない

　一般に、殿部の創傷＝褥瘡と思われがちですが、IADの可能性もあります。表1の「定義」を見比べてもわかるように、褥瘡とIADは発生原因が大きく異なります。

　また、創傷が発生する部位にも違いがあります。褥瘡の発生部位は骨突出部位に多いのですが、IADは、排泄物の付着する範囲すべてで発生する可能性があります。その多くはおむつが接している範囲です（表1）。

　「殿部の創傷」＝「褥瘡」とすぐに判断しないで、発生要因や発生部位をアセスメントし、その創傷が褥瘡なのか、IADなのかを鑑別し、ケア方法を考えていく必要があります。

2. IADと褥瘡の見分け方

　まず殿部の創傷を発見したら、骨突出部か否かを判断することがポイントです。殿裂部や肛門周囲、鼠径部などの皮膚が重なり合う部位に、自重による圧迫は発生するものでしょうか。

　そして、最も重要なことは、創傷の原因が何かを見きわめることです。先述しましたが、IADは主に排泄物の付着により発生します。排泄物の接触や排泄物を拭き取る摩擦刺激、洗浄剤の頻繁な使用から皮膚のバリア機能が減退し浸軟が起こります。

　さらにIADの状態が持続すると、殿部全体の皮膚のバリア機能が破綻した状態が持続します。IADの状態の皮膚に圧迫やずれが加わると、自重

表1　褥瘡とIADの相違点

	褥瘡	IAD
定義	身体に加わった外力は骨と皮膚表層の間の軟部組織の血流を低下、あるいは停止させる。この状況が一定時間持続されると組織は不可逆的な阻血性障害に陥り褥瘡となる[2]	尿または便（あるいは両者）が皮膚に接触することにより生じる皮膚炎[1]
主な発生原因	摩擦、ずれ、圧迫	排泄物（尿・便）や皮膚の浸軟
発生部位	骨突出部	会陰部または性器周辺の皮膚、肛門周辺やパッド・下着が接触する皮膚または皮膚のしわ部分
辺縁、形状	明確	放散

IAD（失禁関連皮膚炎）　15

による圧迫創傷＝褥瘡が発生します。つまり、IADの状態は、褥瘡の原因となるのです。

IADのケア

図2の症例は、便失禁が1日5回以上と多く、IADが発生しました。紅斑とびらんがあり、創傷の治癒と皮膚の保護を行う必要があります。

1. 皮膚の保護

失禁回数が多いため、亜鉛華軟膏と粉状皮膚保護剤を混ぜたものを使用して1日1回の陰部洗浄のあと塗布し、皮膚の保護を行いました。

軟膏の塗布は1日1回とは限らず、重ねて塗り直しました。この症例では、失禁があるたびに軟膏が落ちてしまうため、図3のようにおむつ交換ごとに追加で塗布し、便が皮膚へ接触することを防ぐ必要があります。

2. 排泄物の付着による浸軟の予防

皮膚のバリア機能を維持させるためには、保湿ケアを行い、保湿成分の補充が必要です。しかし、排泄物が常に付着する皮膚に保湿だけを行っていても、排泄物の接触を防ぐことにはなりません。

おむつの内部は蒸れやすく、さらに排泄物の付

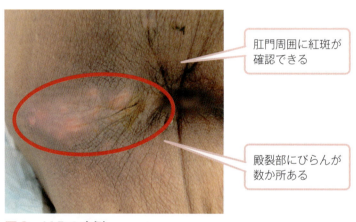

肛門周囲に紅斑が確認できる

殿裂部にびらんが数か所ある

図2　IADの症例

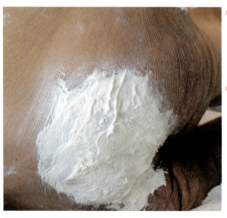

- 亜鉛華軟膏と粉状皮膚保護剤を7：3の割合で混ぜたものを、4mmほどの厚さで塗布する
- 必ず1日1回オリーブオイルで落とし、弱酸性洗浄剤で洗浄後、水分を押さえ拭きし、新しく塗布する

図3　皮膚の保護

PART1 褥瘡・創傷・スキンケア アップデート

表2 撥水作用のある皮膚保護剤（一部）

製品	特徴
ソフティ　保護オイル （花王プロフェッショナル・サービス株式会社）	●発赤を呈している皮膚にも使用できる ●スプレータイプで脆弱な皮膚にも使用できる
リモイス®バリア （アルケア株式会社）	●セラミド含有で保湿効果もある ●全身の保湿にも使用できる
セキューラ®PO （スミス・アンド・ネフュー株式会社）	●ワセリン含有で塗りすぎると浸軟する ●強い撥水作用がある
3M™ キャビロン™ ポリマーコーティング クリーム （スリーエム ジャパン株式会社）	●ノンワセリンで蒸れにくい ●伸びやすく少量でも撥水効果が持続する

着により皮膚の浸軟が起こりやすい環境となっているため、浸軟へのケアも必要です。

そこで、撥水作用と保湿作用のあるスキンケア用品（表2）を使用し、排泄物の皮膚への接触を防ぎながら保湿も行います。皮膚のバリア機能を維持することで、IADを予防します。

IADのスキンケアでは、皮膚に対して尿や便などの排泄物の接触を防ぎ、皮膚のバリア機能の維持あるいは修復を図ることが重要となります。

引用・参考文献

1. 日本創傷・オストミー・失禁管理学会 編：第2章 IADの概要. IADベストプラクティス. 照林社, 東京, 2019：6.
2. 日本褥瘡学会 編：褥瘡予防・管理ガイドライン2009年版. 照林社, 東京, 2009：7.
3. 野島陽子 編：第1特集 失禁関連皮膚障害の予防とケア. 看護技術 2017：63（4）.

IAD（失禁関連皮膚炎） 17

褥瘡・創傷・スキンケアにおける経済的側面

樋口ミキ

わが国の医療と経済の動向
～これからは人生100年時代～

2016年に刊行された『ライフ・シフト』（リンダ・グラットン、アンドリュー・スコット著）という本（図1）では、平均寿命について「今20歳の人は100歳以上、40歳以上の人は95歳以上、60歳の人は90歳以上生きる確率が半分以上ある」「2007年に日本に生まれた子どもの50%は107歳まで生きる」と予想されています[1]。

今後わが国では、さらに平均寿命が延びることで医療を必要とする患者数は増大し、医療費が高騰することが予想されます。医療費は世界中で高騰していますが、わが国では高齢化が進展するなか、2014年（平成26年）度以降で40兆円を超えている現状です（表1）。

今、わが国の医療は大きな改革期を迎えようと

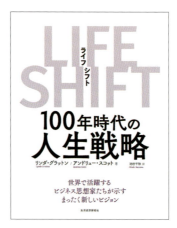

図1　リンダ・グラットン、アンドリュー・スコット著『ライフ・シフト』（東洋経済新報社）

しています。2017年11月に開催された社会保障審議会医療部会に提出された『2018年度診療報酬改定の基本方針（骨子案）』の冒頭には、「人生100

表1　わが国の医療費の動向

	2012年度 （平成24年度）	2013年度 （平成25年度）	2014年度 （平成26年度）	2015年度 （平成27年度）	2016年度 （平成28年度）
医療費（兆円）	38.4	39.3	40.0	41.5	41.3
医療費の伸び率（%） （参考：休日数等補正後）	1.7 (2.0)	2.2 (2.2)	1.8 (1.9)	3.8 (3.6)	▲0.4 (▲0.4)
1日あたり医療費の伸び率（%）	2.6	3.1	2.1	3.6	0.3
受診のべ日数の伸び率（%）	▲0.9	▲0.8	▲0.3	0.2	▲0.7

厚生労働省：平成28年度医療費の動向を参考に作成

年時代を見据えた社会の実現」について明記され、厚生労働省は人生100年時代、人口減少という課題に対応するため、「地域医療構想」「地域包括ケアシステム」を構築したいと考えています。

2018年は2025年に向けた大きな変革の年ともいわれ、診療報酬・介護報酬の同時改定（6年に1度）が行われ、第7次医療計画もスタートしました。国は「質が高く効率的な医療」の実現を目指すために、団塊の世代（昭和22（1947）〜24（1949）年生まれ）が75歳以上の後期高齢者の仲間入りをする2025年までに、どこに住んでいても適切な医療・介護が受けられるような施策を今後も進めていきます。

今後、私たち看護師は、このような社会的動向を注視し、財政や費用対効果、資源管理など経済的側面を意識しながら、チーム医療の担い手として、無駄がなく、質の高い医療を提供することが求められています。

褥瘡に関連する診療報酬・介護報酬

褥瘡に関連する経済的側面を理解するうえで、2018年に実施された診療報酬・介護報酬改定の概要（**表2**）をみてみましょう。

診療報酬では入院基本料と褥瘡ハイリスク患者ケア加算の評価項目に、それぞれ「スキン-テア」と「MDRPU」が追加され、療養病棟の褥瘡対策加算にDESING-R®を用いたアウトカム評価が取り入れられました。また、情報通信技術（ICT）を活用した関係機関連携やカンファレンスの要件が見直され、これからの時代の進展に合わせてオンライン診療が取り入れられる大きな展開がありました。

介護報酬では、介護老人福祉施設・地域密着型老人福祉施設、介護老人保健施設の入所者に褥瘡の発生予防の管理に対する評価として「褥瘡マネジメント加算」が、特別養護老人ホームなどの利用者に対する排泄に介護を要する利用者への支援に対する評価として「排せつ支援加算」が新設されました。

看護師が活躍する場所は、病院のみならず在宅医療や介護福祉施設など、いままで以上にあらゆる場に広がることが予想されます。そのため、自らが実践した看護ケアをはじめとする支援が、診療報酬・介護報酬にどう結びついているかを念頭に置き、前項で述べられている「スキン-テア」や「MDRPU」、「IAD」について学ぶことから始

表2　褥瘡に関する診療報酬・介護報酬改定の概要（2018年）

Ⅰ　診療報酬
1．入院時に行う褥瘡に関する危険因子の評価に、「スキン-テア」を加える
2．褥瘡ハイリスク患者ケア加算の対象患者に「皮膚に密着させる医療関連機器の長期持続的な使用が必要であるもの」を追加する
3．ADL維持向上等体制加算のアウトカム指標である院内褥瘡発生率の基準を見直す
4．療養病床における褥瘡に関する評価を、入院時から統一した指標で継続的に評価し、褥瘡評価実施加算にアウトカム評価を導入するとともに、名称を変更する
5．在宅患者訪問褥瘡管理指導料における要件の緩和
　1）医師等の従事者の常勤配置に関する要件の緩和＝管理栄養士は非常勤でも可
　2）情報通信技術（ICT）を活用した関係機関連携の推進＝ICTを用いたカンファレンス

Ⅱ　介護報酬（新設項目）
1．褥瘡の発生予防のための管理に対する評価＝褥瘡マネジメント加算
（補）
2．排泄に介護を要する利用者への支援に対する評価＝排せつ支援加算

めましょう。そして、すべての患者が現状の健康を維持し安心して暮らせるように、まずはハイリスク要因がある患者へ発生を予防する管理・体制を実施すること、皮膚損傷が生じた場合は、すみやかに適切なケアを実践して重症化を防ぐことが重要です。

なお、本項で診療報酬・介護報酬改定について伝えられることには限りがありますので、詳しい内容は日本褥瘡学会から刊行された『褥瘡関連項目に関する指針』（図2）をご参照ください。

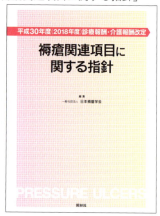

図2 褥瘡に関する診療報酬・介護報酬改定についての本

効果的な予防と適切な治療の推奨

褥瘡をはじめとするスキントラブルは、患者の安全およびケアの質において重要な課題です。これらの重症度に応じて医療費は高くなり、大きな経済的負担になるとともに、患者への身体的・精神的苦痛が増大することは明らかです。

そのため、予防ができるものには効果的な予防対策を実施し、皮膚損傷が発生した場合は適切な外用薬・ドレッシング材を選択し、無駄のない、適切な治療を提供していくことが、医療費を抑えるために必要不可欠になります。

病院や在宅における褥瘡の予防と治療を効率的に実施するには、日本褥瘡学会から刊行された『褥瘡ガイドブック』や『在宅褥瘡予防・治療ガイドブック』を活用すると、臨床試験や疫学研究によってエビデンスが示された効果的なケアと適切な管理が実践できます（図3）。

これらのガイドブックは、推奨度が見てわかるように分類されています。例えば、褥瘡発生率を低下させるために、体圧分散マットレスを適切に選択しながら使用する予防対策は、「推奨度A」

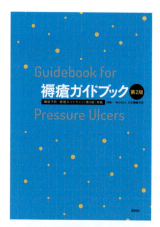
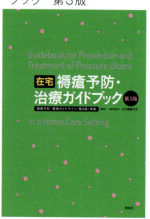

図3 日本褥瘡学会のガイドラインに準拠したガイドブック

として強く勧められています。

現在、褥瘡の予防対策は入院基本料の要件に組み込まれ、ほぼすべての病院が遵守するようになりました。しかし、今後さらに高齢化が進み、患者の疾病構造が変化していくなかで、ハイリスクな患者が増えることをふまえると、予防対策もこの変化に対応していく必要があります。

費用対効果の高いケアと予防対策を実施していくには、褥瘡発生率だけではなく、ハイリスクな患者数の推移をふまえ、エアマットレスの種類や台数を見直し、整備していく資源管理が必要です。

また、ハイリスク患者へスキンケア用品を使用した予防・ケアを実施し、脆弱になった皮膚そのものを予防的に保護する対策も、ますます重要になってくると考えられます。

看護師が質の高い医療を提供するための研修制度

看護師は、チーム医療の中心的役割を担い、費用対効果が大きく、質の高い医療を提供することが今後さらに求められます。

褥瘡における費用対効果に優れた先行研究として、真田らは皮膚・排泄ケア認定看護師に高度創傷管理技術を教育し、体系的ケアを実施した研究を行いました。その結果、褥瘡重症化率は低下し、治癒期間が短縮され、さらに患者QOLを向上させ、医療コストも減少させることが証明されました[9]。

この研究が基盤となり、現行の「特定行為に係る看護師の研修制度」の創傷管理関連では、「血流のない壊死組織の除去」と「陰圧閉鎖療法」の2つの行為区分が認められました。

2015年10月、厚生労働省は、2025年に向けてさらなる在宅医療等の推進を図り、それを支えていく看護師を計画的に養成する目的で「特定行為に係る看護師の研修制度」を創設しました。国はこの研修制度で、医師の判断を待たずに手順書により一定の診療の補助行為（特定行為）を行う看護師を10万人養成したい方針です。

現在、特定行為研修の修了者総数は1205名（2018年9月末現在）となり、特定行為研修を行う指定研修機関は113施設（2019年2月現在）に増えており（**図4、表3**）、これからもさらに拡がることが予想されます。

今後、日本看護協会では2025年の高齢化の進展による医療や介護の需要増大を鑑み、質の高い医療が必要なときに切れ目なく提供され、在宅や地域医療の充実にも貢献できるよう、認定看護師制度を基盤に、特定行為研修を組み込んだ「新たな認定看護師制度」を2020年から開始する予定です。

ぜひ多くの看護師の皆さんに、自分自身のキャリアパスの一つとして選択していただければと思います。

*

今後、人生100年時代が到来すると、医療を取り巻く環境はさらに急速に変化し、日本の高齢者医療は世界中から注目されると予想されます。

これからの時代を生き残るためには、組織も個人も生産性を高める意識・行動が重要であり、それには知識とスキルを身につけることが不可欠です。

ダーウィンは「生き残るものは最も強いものでも賢いものでもなく、環境に適応したものである」と述べています。ぜひ皆さんには、人生100年時代を見据えて、自分自身の働き方についても考え、どんな環境にも適応できるよう、明日からの一歩を踏み出していただきたいと思います。

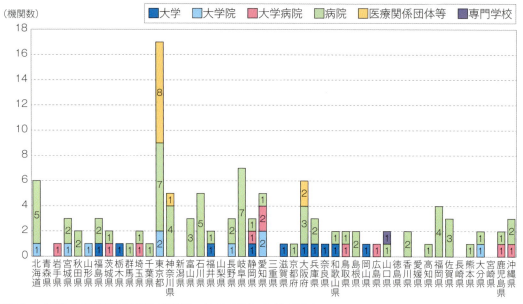

図4 都道府県別指定研修機関数（2019年2月現在）
【特定行為に係る看護師の研修制度】指定研修機関等についてより引用

表3 施設の種類別・特定行為研修指定研修機関数（2019年2月現在）

大学	大学院	大学病院	病院	医療関係団体等	専門学校	総計
10（9％）	9（8％）	10（9％）	72（64％）	11（10％）	1（1％）	113

【特定行為に係る看護師の研修制度】指定研修機関等についてより引用

引用・参考文献

1. リンダ・グラットン，アンドリュー・スコット：LIFE SHIFT．東洋経済新報，東京，2016．
2. 本間正明 監修：医療と経済．大阪大学出版会，大阪，2016．
3. 厚生労働省：平成28年度医療費の動向．
   https://www.mhlw.go.jp/stf/houdou/0000177608.html （2019/4/20アクセス）
4. 伊藤哲雄，森田仁計：最新 医療費の仕組みと基本がよ～くわかる本 第2版．秀和システム，東京，2018．
5. 木村憲洋，川越満：2018-2019年度版イラスト図解 医療費のしくみ．日本実業出版社，東京，2018．
6. 日本褥瘡学会 編：平成30年度（2018年度）診療報酬・介護報酬改定 褥瘡関連項目に関する指針．照林社，東京，2018．
7. 日本褥瘡学会 編：褥瘡ガイドブック 第2版．照林社，東京，2015．
8. 日本褥瘡学会 編：在宅 褥瘡予防・治療ガイドブック 第3版．照林社，東京，2015．
9. 厚生労働科学研究費補助金「皮膚・排泄ケア認定看護師による高度創傷管理技術を用いた重症褥瘡発生の防止に関する研究」（研究代表者：真田弘美，2009-2010年）．
   https://www.mhlw.go.jp/bunya/kenkyuujigyou/pdf/result4600.pdf （2019/4/20アクセス）
10. 厚生労働省：【特定行為に係る看護師の研修制度】指定研修機関等について．
    https://www.mhlw.go.jp/stf/seisakunitsuite/bunya/0000087753.html （2019/4/20アクセス）
11. ダーウィン 著，渡辺政隆 訳：種の起源．光文社，東京，2009．

PART

2

WOCナースの
ケアの"ワザ"

ハイリスク状態のスキンケア
スキン-テアの予防

小林智美、山坂友美

　高齢者（図1）やステロイド長期投与患者（図2）など、皮膚が脆弱な患者に起きるスキン-テア（図3）。テープを貼るのはもちろん、触れるのも躊躇してしまうような脆弱な皮膚の患者へのケアはとても緊張します。いつの間にか生じた原因不明のスキン-テアもあり、日ごろからの予防が重要と感じます。

　また、図4のような紫斑や白線状の瘢痕はスキン-テアの既往を判断する特徴的な所見であり、ハイリスクとなります。
　このような、脆弱な皮膚の患者が入院してきたらどうしたらいいのでしょうか。
　本項では、スキン-テアの予防についてのケア技術を紹介します。

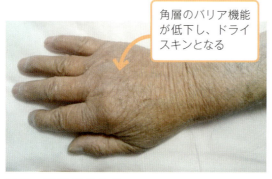

角層のバリア機能が低下し、ドライスキンとなる

図1　高齢者の皮膚

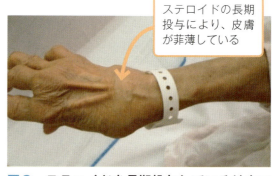

ステロイドの長期投与により、皮膚が菲薄している

図2　ステロイドを長期投与しているリウマチ患者の皮膚

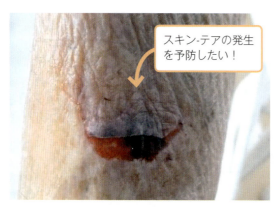

スキン-テアの発生を予防したい！

図3　いつできたのか不明なスキン-テア

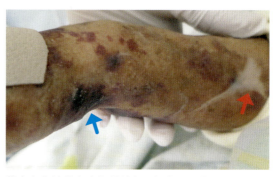

紫斑や白線状瘢痕などがある場合は過去にスキン-テアが起こったことを示すため、現在もハイリスクであると考えられる

図4　紫斑（→）と白線状瘢痕（→）

PART2　WOCナースのケアの"ワザ"

1　スキン-テアの予防は、皮膚のバリア機能を維持するための保湿ケアが基本！

- 75歳以上の高齢の患者では、紫斑や乾燥による鱗屑や落屑が皮膚にあるか観察し、ある場合は保湿ケアを徹底します。
- 最低1日1回は保湿剤を塗布します。その際、皮膚に摩擦を与えないように、保湿剤を手のひらで温め、対象者の皮膚を包み込むようにして押さえながら保湿剤を塗布します（図5、6）。

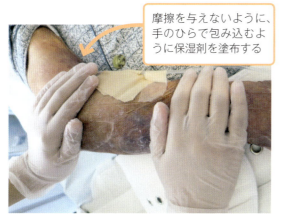

摩擦を与えないように、手のひらで包み込むように保湿剤を塗布する

図5　保湿剤の塗布のしかた

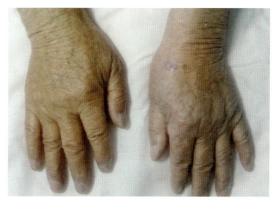

図6　保湿ケア前後の皮膚の様子
左がケア後、右がケア前

2　スキン-テアは四肢が好発部位のため、四肢の保護も重要

- 四肢の保護として、アームカバーやレッグウォーマーなどを用いて皮膚が露出するのを避けます（図7）。筒状包帯、ギプス用下巻きチューブ包帯を用いたり（図8、9）、ロール状のポリウレタンフォームを包帯のように巻いたりして皮膚を保護することも有効です（図10、11）。
- また、テープをはがす際には、剥離剤（「剥離剤の使い方」の項〈p.85〉参照）を用いて、テープによる裂傷も予防しましょう。
- ベッド柵や車いすのアーム、フットレストなど対象者の四肢がぶつかりやすいところには、スポンジやタオルなどを巻いたり挟んだりするとよいでしょう。
- 車いすに乗降する際は、フットレストやベッド柵などに当たってスキン-テアが生じないよう、皮膚が露出しないように衣類を整えます（図12）。
- 移乗や体位変換の際には、対象者の腕をつかまないようにして、下から支えるようにします。
- 体位変換の際は、スライディングシートやポジショニンググローブ（p.110参照）を使って摩擦抵抗を軽減させると、皮膚への外力は軽減されます。

スキン-テアの予防　25

●下肢の保護

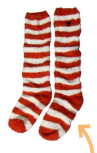
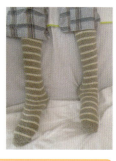
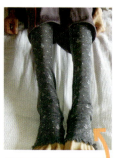
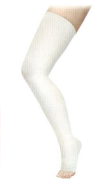

ダーマカバー™ for Leg
［オフホワイト］
（株式会社ベーテル・プラス）

> モコモコしたソックスは安価で手に入りやすいことから、退院後にも使えるように用意してもらうことも多い

> 暑い時期は、薄い素材の日焼け防止用アームカバーなどで代用する

●上肢の保護

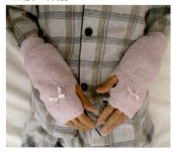
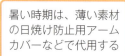

ダーマカバー™ for Arm
［オフホワイト］
（株式会社ベーテル・プラス）

ベッド柵や車いすに移動する際にぶつけやすい危険がある患者の場合は、2枚重ねにして使用することもある。

図7　レッグウォーマー、アームカバーなどを使用して皮膚を保護

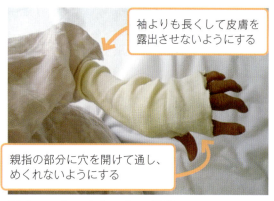

> 袖よりも長くして皮膚を露出させないようにする

> 親指の部分に穴を開けて通し、めくれないようにする

図8　ストッキネットで保護

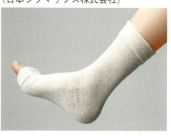

シグマックスストッキネット
（日本シグマックス株式会社）

- サイズも豊富にあるため、患者の四肢の太さに合ったサイズを選択する
- 緩すぎると、めくれてきて皮膚が露出しやすいので注意する
- きつすぎると、装着する際に皮膚を傷つけてしまう恐れがある

図9　使用した製品

PART2 WOCナースのケアの"ワザ"

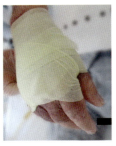
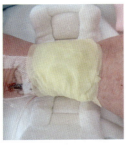
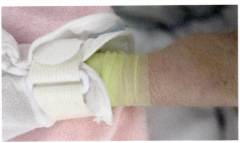

図10 ポリウレタンフォームの非粘着性テープを使用した手背の保護

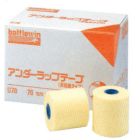

バトルウィン™アンダーラップテープ
（ニチバン株式会社）

図11 使用した製品

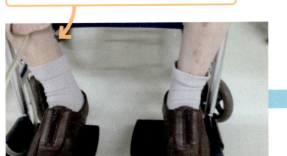
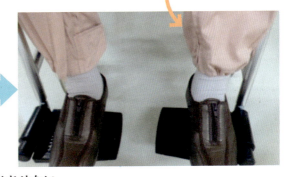

ズボンがめくれて皮膚が露出しているため、車いすのアームなどにぶつけてスキン-テアが発生する危険あり！

靴下とズボンを整えて、皮膚の露出を避ける！

図12 車いす乗降の際は衣類を整えて皮膚を露出させない

 ナースのワザ

3 圧迫固定のために粘着の強いテープを使用する場合は、フィルムで保護する

- 血管造影後の圧迫固定の際などでは、伸縮性のあるテープを使用するため皮膚に緊張がかかりやすくなります。また、しっかり固定するため、粘着力の強いテープを使用するケースが多くなります。
- 患者の皮膚が脆弱で、テープを貼ることも心配なときには、圧迫固定用テープを貼る前にフィルムを貼ります（図13、14）。
- 皮膚へ直接緊張がかからないようにすることと、剥離刺激を軽減することが目的です。

スキン-テアの予防 | 27

- また、膀胱留置カテーテルなど毎日ルートの固定を変更する場合は、皮膚の保護のために創傷被覆材（デュオアクティブ®ETなど）を貼付します（図15）。
- 創傷被覆材は1週間に1回の交換とし、固定テープのみを貼り変え、皮膚の剥離刺激を避けるようにします。

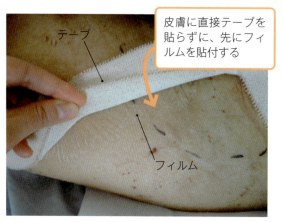

図13 圧迫固定用テープを貼る前にフィルムを貼る

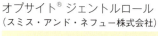

オプサイト® ジェントルロール
（スミス・アンド・ネフュー株式会社）

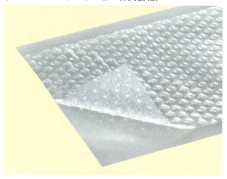

- 皮膚を傷つけにくいシリコーン粘着材を使用
- このほかに創傷被覆材（デュオアクティブ®などのハイドロコロイド材）をテープの下に使用することもあるが、ハイドロコロイド材は1～2日経つと粘着力が最も高くなってしまう
- 圧迫固定は翌日に外すことが多いため、先に貼るテープも翌日剥がすのに刺激が少ないものを選択した

図14 当院で使用しているフィルム材

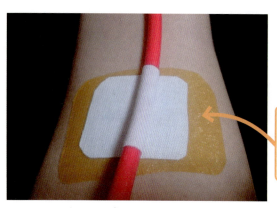

図15 固定テープの下に創傷被覆材を貼付

固定テープの下に創傷被覆材を貼付。創傷被覆材は週1回程度の交換とし、固定テープ交換ごとの皮膚への剥離刺激を軽減させる

ハイリスク状態のスキンケア
スキン-テアへの対応

小林智美、山坂友美

　前項「スキン-テアの予防」で紹介した方法で予防していても、スキン-テアが発生してしまうことがあります。スキン-テアが発生してしまったら、皮弁の有無を確認して、創の状態に合ったケアで対応するようにします。

　本項では、スキン-テア発見時の初期対応について紹介します。

> ナースのワザ

皮弁がある場合は、元の位置に戻してからドレッシング材などを貼付する

- スキン-テアを発見した際に出血を認めた場合は、すぐに圧迫止血をします。ただし、止血困難な場合や、脂肪あるいは筋層に至る深い損傷の場合は、医師にすぐ報告します。
- 汚れや血液の塊などを取り除くために、生理食塩水を使って創と創周囲の洗浄を行います。痛みを伴うときは、生理食塩水を温めるとよいでしょう。
- 皮弁の有無を確認し、ある場合はできるだけ元の位置に戻します（図1）。皮弁を元の位置に

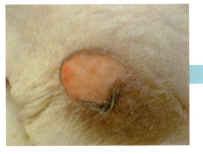
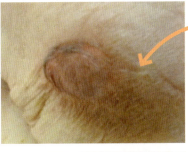
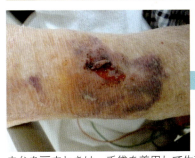
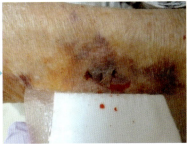

皮弁がある場合は、元の位置に戻す **POINT**

皮弁を戻すときは、手袋を着用して生理食塩水を流しながら指でやさしく戻すか、湿らせた綿棒を使ってゆっくり戻す

図1　皮弁がある場合は元の位置に戻す

戻してから、創傷被覆材などのドレッシング材を貼付します。
- 皮弁を元の位置に戻す際、そのほうが傷の治りが早いこと、皮弁を戻す際に痛みを伴うことがあることを患者に説明します。
- 皮弁を戻す際は、手袋を着用し生理食塩水を流しながら指でやさしく戻すか、湿らせた綿棒を使ってゆっくりと戻します。
- なお、受傷してから時間が経っている場合は、皮弁を元の位置に戻すことが難しい場合があります。その際は、ガーゼに生理食塩水を湿らせて皮弁の上に置き、5～10分放置して皮膚をふやけさせてから行います（図2）。
- 洗浄し、皮弁の位置を戻した後、創傷被覆材または白色ワセリンを非固着性ガーゼに塗布して創を保護します（図3）。
- 皮弁を元に戻し、ドレッシング材を貼付する前にテープで固定します。皮膚を固定する際、接合用テープでは粘着力が強く、交換時に表皮剥離となりそうで不安がある場合は、シリコーンメッシュシート（メピテル®ワン）を使用するのもよいでしょう（図4）。

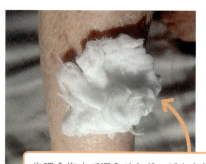

生理食塩水で湿らせたガーゼを皮弁の上に5～10分置き、皮膚がふやけるのを待つ POINT

図2 受傷してから時間が経っている場合

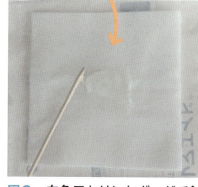

ここではプロペト®を塗布したデルマエイド®で創部を保護

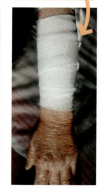

テープ使用によって新たな皮膚損傷を起こさないよう包帯などで固定する POINT

図3 白色ワセリンとガーゼで創を保護する方法

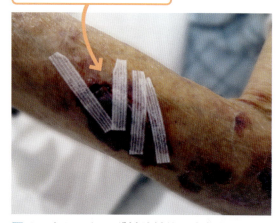

テープどうしの間隔は空ける

図4 ドレッシング材貼付前に皮弁を固定する

こちらも使える！

皮弁固定の際、接合用テープでは粘着力が強く、交換時に表皮剥離となりそうで不安がある場合

メピテル®ワン
（メンリッケヘルスケア株式会社）

・シリコーン粘着材で、セーフタックテクノロジーにより角質を剥離しにくい

PART2　WOCナースのケアの"ワザ"

- ドレッシング材を貼付したら、貼付した日と剥がす方向を記載しておきます（図5）。この症例では、ハイドロサイト®ジェントル 銀を使用していますが、エスアイエイド®などでも代用が可能です（図6）。粘着面がシリコーンであることがポイントです。
- テープでスキン-テアが発生してしまった患者には、ガーゼなどの固定にテープは極力使わずに、包帯もしくは自着性包帯などで固定するようにします。

- スキン-テアが発生して、時間が経っていても皮弁を戻すように心がけますが、時間の経過とともに壊死組織が付着した場合は、局所の感染が起こらないように閉鎖環境を避け、褥瘡と同じように考えて対応します（ゲーベン®クリームを塗布する、非固着性ガーゼと包帯で保護するなど）。
- 体幹など包帯で固定できない部位には、シリコーン系のテープを使用して固定します（図7、8）。

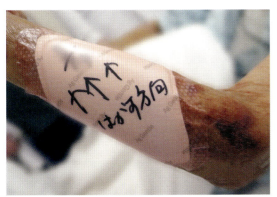

図5　ドレッシング材を貼付したら、剥がす方向と貼付した日を明記

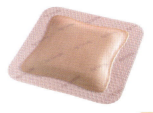

ハイドロサイト®ジェントル 銀
（スミス・アンド・ネフュー株式会社）

こちらも使える！
・エスアイエイド®
（アルケア株式会社）

図6　使用したドレッシング材

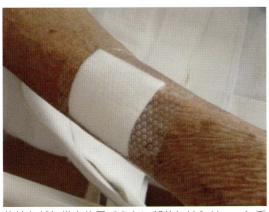

体幹など包帯を使用できない部位にはシリコーン系のテープで固定してもよい

図7　シリコーンテープでの固定

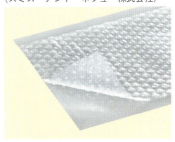

オプサイト®ジェントルロール
（スミス・アンド・ネフュー株式会社）

こちらも使える！
・3M™ やさしくはがせる シリコーンテープ
（スリーエムジャパン株式会社）

図8　使用したテープ

スキン-テアへの対応　31

ハイリスク状態のスキンケア
ガーゼによる浸軟予防

黒木さつき

　創周囲の皮膚に創部からの滲出液が長時間付着することにより、創周囲の健常な皮膚が浸軟します（図1）。「浸軟」とは、角質層の水分量が過剰に増えることで、細胞どうしの結びつきが緩くなっている状態です。化学的刺激や軽微な外力でも容易に皮膚が損傷しやすくなります。

　創周囲の皮膚が浸軟すると、発赤やびらんなどの新たな皮膚障害を起こすだけでなく、創傷治癒にも影響を与えます。

　そこで重要なのがスキンケアです。排泄物などの侵入を防ぐとともに、体液成分の喪失を防ぎ、皮膚の保護機能を十分発揮させることができます。

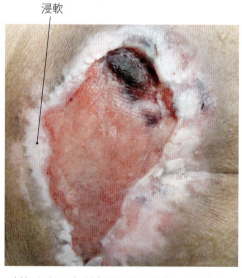
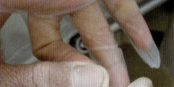

●創部からの滲出液が長時間付着したことで、創周囲の健常皮膚が浸軟している
●掻痒感や不快感などを伴うこともある

●浸軟した皮膚は白色に膨潤した状態にみえる
●浸軟した皮膚では摩擦力が5倍になり[1]、少しの外力でも皮膚損傷する

図1　創周囲皮膚の浸軟

PART2 WOCナースのケアの"ワザ"

1 ガーゼドレッシングの場合は"最小限"のサイズ・枚数に

- ガーゼドレッシングを行う場合、滲出液がガーゼ全面に広がり、創周囲皮膚にまで滲出液が付着してしまいます（図2）。
- 滲出液を広げないために、ガーゼで覆う部位を最小限の範囲とし、創周囲の健常皮膚を保護します。また、できる限りガーゼを重ねる枚数を最少にとどめます（表1）。
- 創周囲皮膚への滲出液の長時間の付着を回避するため、ガーゼ交換の回数を増やすのもよいでしょう。ガーゼ上層4分の3までの汚染があれば、交換のめやすとします。
- 1日数回交換する場合や皮膚の浸軟がみられる場合には、非固着性吸収パッド（デルマエイド®やメロリン®など）の使用も検討します。
- 非固着性吸収パッドは吸収パッドがついているので、滲出液が多い創でも水分保持能力がよく、創周囲の皮膚の浸軟を抑えることができます。
- 在宅へ戻る場合には、パッド（おむつ）をガーゼの代わりに直接使用しています。

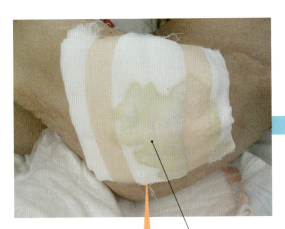

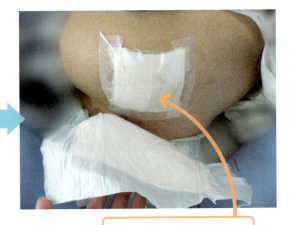

滲出液がガーゼ全面に広がっている

保護するガーゼの範囲は、創より約2cm大きい程度に

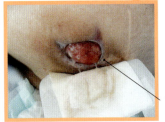

創周囲皮膚まで滲出液が付着してしまう

図2 ガーゼドレッシングを行う際のコツ

表1 ガーゼが大きい・重ねる枚数が多い場合のデメリット

ガーゼが大きすぎる場合	・滲出液を吸収したガーゼが健常皮膚へ接触し、皮膚が浸軟しやすくなる
ガーゼを重ねる枚数が多い場合	・褥瘡の場合には、重ねることで圧力が加わりやすい ・滲出液を吸収することにより、皮膚が浸軟しやすい ・重ねたガーゼどうしがずれやすく、ずれることで皮膚との摩擦が生じ、皮膚の損傷をまねく

ガーゼによる浸軟予防 | 33

2 創周囲皮膚に、撥水剤を手に取って塗布する

- 創周囲の皮膚へ撥水剤（図3）を塗布することで、皮膚の浸軟が予防できます。できるだけ皮膚障害が起こる前から撥水剤を使用して、皮膚障害を予防します。
- 創部や創周囲の皮膚の洗浄後に、創周囲の皮膚の約2cm幅に撥水剤を塗布します。
- 直接スプレーをすると創内に散布してしまいます。また、ガーゼを使用するとガーゼの繊維により創周囲皮膚に摩擦が加わり損傷しやすくなりますので、撥水剤を手に取ってから指の腹でやさしく塗布します（図4）。

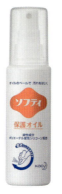

ソフティ　保護オイル
（花王プロフェッショナル・サービス株式会社）

- 長時間にわたり撥水力が持続し、汚れがつきにくい
- オイルであるが、蒸気の透過性にも優れているので、蒸れを防ぎ、肌を保護する

図3　使用した撥水剤

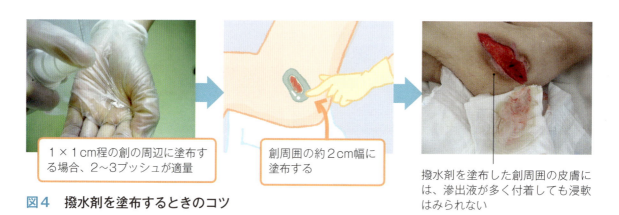

1×1cm程の創の周辺に塗布する場合、2～3プッシュが適量

創周囲の約2cm幅に塗布する

撥水剤を塗布した創周囲の皮膚には、滲出液が多く付着しても浸軟はみられない

図4　撥水剤を塗布するときのコツ

引用・参考文献
1. 日本褥瘡学会 編：湿潤に関するケア．褥瘡ガイドブック 第2版．照林社，東京，2015：196．
2. 溝上祐子 編：創傷ケアの基礎知識と実践−褥瘡・手術部位感染・糖尿病足潰瘍．メディカ出版，大阪，2011．
3. 内藤亜由美，安部正敏 編：病態・予防・対応がすべてわかる！スキントラブルケアパーフェクトガイド．学研メディカル秀潤社，東京，2013．

ハイリスク状態のスキンケア
胃瘻周囲皮膚へのケアと消化液の漏れ対策

黒木さつき

胃瘻の管理中に、PEGカテーテル挿入部からの栄養剤や消化液の漏れにより、瘻孔周囲の皮膚に発赤やびらんなどを起こす場合があります（図1）。また、PEGカテーテルの傾斜による圧迫で、皮膚障害や瘻孔の拡大などのトラブルも生じます。

瘻孔周囲の皮膚の発赤やびらんは痛みを伴うこともあり、寝衣が汚染するなど肉体的・精神的負担にもつながります。

本項では、瘻孔周囲の皮膚の発赤やびらん部のスキンケア、チューブ型のPEGカテーテルが傾斜しないよう、垂直に保つ固定の工夫を紹介します。

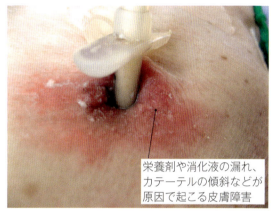

栄養剤や消化液の漏れ、カテーテルの傾斜などが原因で起こる皮膚障害

図1 瘻孔周囲の皮膚障害

ナースのワザ

1 びらん部のスキンケアにストーマ用のパウダーを用いる

- びらん部へは、ストーマケアで使用する粉状皮膚保護剤（以下、パウダー）も役立ちます（図2）。使用の際は、びらん部がパウダーで白く変わる程度散布します（図3）。
- パウダーは、水分を吸収するとゲル状になり、皮膚へ密着して皮膚を保護するため、痛みの緩和にもつながります（図4）。
- びらんが改善すると、洗浄した際にパウダーが皮膚に密着せず、容易に洗い落とすことができます。
- 洗浄時、ゲル状になり皮膚に固着したパウダーは、無理に擦り落とさないようにします。
- いわゆる「だま」になってしまった場合は、リムーバーを用います。

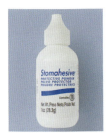

バリケア パウダー
(コンバテック ジャパン株式会社)
- 皮膚保護剤のバリケアの親水性コロイド成分のみを粉状にしたもの
- 水分を吸収するとゲル状になり、皮膚へ密着して保護する

こちらも使える！
- アダプトストーマパウダー（株式会社ホリスター）
- プロケアー®パウダー（アルケア株式会社）
- ブラバ パウダー（コロプラスト株式会社）

図2　使用した粉状皮膚保護剤

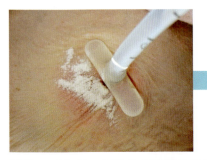
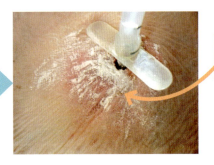

びらん部がパウダーで白く変わる程度散布する

図3　パウダーを散布する際のコツ

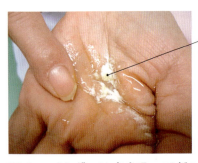

パウダーがゲル状に変化し、皮膚に密着している

※パウダーが水分を吸った状態のサンプルとして、手のひらにパウダーをのせて水と混ぜた

図4　パウダーは水を吸ってゲル状に変化する

ナースのワザ

2 チューブ型のPEGカテーテルが傾くときは、クレンメを利用する

- チューブ型のPEGカテーテルは体の表面から長く出ているので、患者の体型や姿勢によりカテーテルが傾き圧迫されやすくなります。そこで、PEGカテーテルの刺入部を皮膚と垂直に保つために、クレンメをうまく利用することもできます（図5）。
- クレンメの位置を変え調整し固定すると、PEGカテーテルの重みによる傾きがなくなり、過度な圧迫を避けることができます。
- この位置は患者の体型や挿入部位によって異なるので、クレンメの位置を上げたり下げたりして、PEGカテーテルが傾かない位置を探して固定します。

PART2 WOCナースのケアの"ワザ"

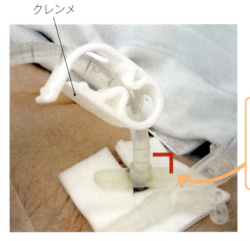
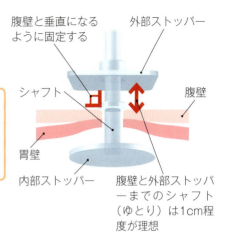

図5 チューブ型PEGカテーテルの傾きの調整方法

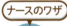
 ドレッシング材を利用して垂直に固定する

- PEGカテーテルが傾いてしまい、びらん・潰瘍のある場合、腹壁と外部ストッパーまでのシャフト（ゆとり）に合わせて、ドレッシング材を使用して垂直に固定することもできます。

1. Y字に切れ込みを入れる

- Y字に切れ込みを入れたドレッシング材を、ゆとりの部分に挟み込みます（図6）。
- 非固着性の高吸収ガーゼでも厚みが得られ、チューブと腹壁が垂直に固定されやすくなります。
- この症例ではハイドロサイト®プラス（図7）を使用しています。ドレッシング材の厚みにより、チューブと腹壁が垂直に固定されやすくなります。

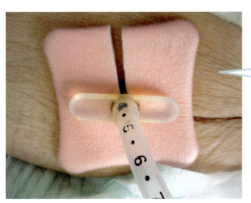
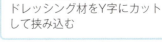

図6 ドレッシング材をY字にカットして挟む

2. 短冊状にカットして巻く

- ドレッシング材を短冊状にカットし、カットした端からPEGカテーテルに巻いて固定します。
- ゆとりの幅に合わせて使用量を決定するので、ゆとりが少ない場合にも使用できます（図8）。

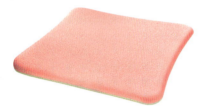

ハイドロサイト® プラス
（スミス・アンド・ネフュー株式会社）

- フォーム材の厚みによるクッション効果でカテーテルが固定されやすく、傾斜しにくい
- 吸収力も優れているため、滲出液が多い場合や皮膚障害がある場合にも滲出液を保持し、創面の湿潤環境が得られやすい
- 非固着性のため、カテーテルが動くとき同時に動き、皮膚に過度な緊張が加わりにくい

図7　使用したドレッシング材

こちらも使える！

・デルマエイド®
（アルケア株式会社）

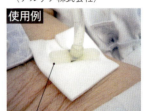

使用例

10×10cm、4分の1枚を使用

- ゆとりが多い場合

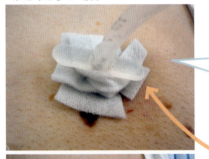

アクアセル®Ag 5×5cmサイズ1枚を短冊状にカットする

滲出液を吸収すると縮むので、ゆったり巻いていく

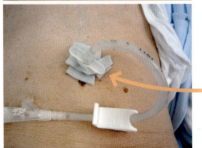

折りたたむようにカテーテルの周囲に巻いていくと、最後まできれいに巻ける

- ゆとりが少ない場合

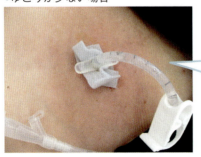

アクアセル®Ag 5×5cmサイズ2分の1枚に切り込みを入れる

図8　短冊状にカットしたドレッシング材で固定するときのコツ

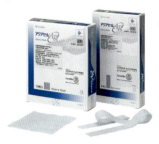

アクアセル® Ag
（コンバテック ジャパン株式会社）

- 吸収した滲出液の横方向への広がりを抑制するため、周囲皮膚の浸軟も防止できる
- 皮膚に固着しないため、交換時に皮膚を傷つけず除去できる
- Agイオンの抗菌作用も得られる

図9　使用したドレッシング材

- この固定法は、カットしたドレッシング材を端から巻き付けることで末尾がわかりやすくなるため、交換する際には比較的容易に除去することができます。
- 症例で使用したアクアセル® Ag（図9）は、滲出液を吸収してもゲル化するため、形状が崩れにくく、PEGカテーテルの刺入部が固定されやすくなります。

＊

本項で紹介した方法を行う際の前提として、皮膚のバリア機能を維持してトラブルを予防するため、毎日石けん等で洗浄し、清潔に保つことが重要です。また、異常や変化を発見するためにも毎日の観察が大切です。

参考文献

1. 内藤亜由美, 安部正敏 編：病態・予防・対応がすべてわかる！スキントラブルケアパーフェクトガイド. 学研メディカル秀潤社, 東京, 2013.
2. 小川滋彦：経腸栄養 PEG周囲からの"漏れ"で「カテーテル径を上げてはいけない」. エキスパートナース 2014；30 (1)：51.
3. 田中秀子 監修：すぐに活かせる！最新創傷ケア用品の上手な選び方・使い方 第2版. 日本看護協会出版会, 東京, 2010.

ハイリスク状態のスキンケア
紙おむつ使用時のスキントラブルの予防

櫻井由妃子

　紙おむつには、フラットタイプを除いてギャザーがついており、排泄物の横漏れを防いだりする用途があります。しかし、このギャザー部分が、浮腫などの脆弱な皮膚をもつ患者に対して、スキントラブルの原因となることがあります（図1）。

　保湿などのスキンケアを行うことはもちろんですが、ケア用品を使用することで起こりうるトラブルを予測し、予防的ケアを実践しましょう。

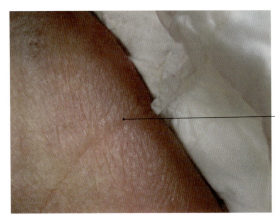

皮膚にギャザーの跡がくっきりとついている

図1　おむつのギャザーが原因で皮膚についた跡

PART2　WOCナースのケアの"ワザ"

ナースのワザ

1 紙おむつのギャザーをカットする

- ギャザー部分によってスキントラブルが発生する際は、図2のようにあらかじめギャザーをカットし、皮膚へのくい込みを防ぎます。
- 尿取りパッドなどについても、おむつと同様にギャザーをあらかじめ切り落とすことにより、スキントラブルを予防します。
- 横漏れがある場合は、おむつのサイズ、排泄量とおむつ・パッド類の吸収量・吸収力を見直します。

ポイント
あらかじめギャザーをカットしておくことで皮膚へのくい込みを防ぎ、スキントラブルを予防できる

● おむつの場合

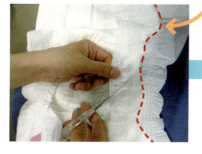

赤い点線に沿ってギャザーを切り落とす

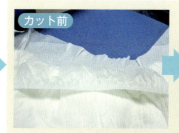
カット前

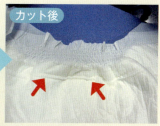
カット後

● パッドの場合

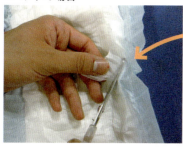

おむつと同様にギャザーを切り落とす

さらに横漏れがあったら以下をチェック！

| 排泄量に合わないおむつを使用していた | → | ・排尿日誌などで排尿量や排尿間隔をチェックし、おむつを選択する
・パッドやおむつの吸収量・吸収力を検討する |

| 患者の体型に合わないおむつを使用していた | → | 患者の体型におむつが合っているかを検討する |

図2　紙おむつ、パッド類のギャザーをあらかじめカットする

参考文献
1. 田中秀子, 溝上祐子 監修：失禁ケアガイダンス. 日本看護協会出版会, 東京, 2007.
2. 溝上祐子, 河合修三 編著：知識とスキルが見てわかる 専門的皮膚ケア. メディカ出版, 大阪, 2008.

紙おむつ使用時のスキントラブルの予防

ハイリスク状態のスキンケア
おむつの漏れ予防対策

黒木さつき

　下痢便の場合、パッドを重ねて対応することがほとんどですが、便のスピードに吸収が間に合わず、便漏れを起こすことがあります。そのため、汚れがシーツや寝衣にまで及ぶことも少なくありません（図1）。下痢便対応パッドを使用していても、便漏れを起こすこともあります。

　また、骨突出や関節拘縮が著しい患者の場合、尿取りパッドをおむつのギャザーの内側に収めていても隙間ができてしまい、横漏れが起きることがあります。

　そこで本項では、パッドの特徴を利用して漏れ対策に活用できる工夫とコツを紹介します。

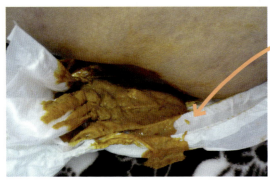

尿取りパッドではおむつとパッドがずれて、寝衣やシーツまで汚れてしまう

図1　おむつから漏れた便

1　両面吸収のパッドを用いる

- 下痢便対応パッドを使用していても便漏れを起こすときには、両面吸収パッド（図2）が意外と重宝します。
- 両面吸収のパッドを使用する際は、パッドの入れ方、おむつの当て方にもコツがあります。
- 準備の段階でおむつをしっかり広げておきます。さらに、おむつのギャザーを立てて、ギャザーの中に両面吸収パッドを入れます（図3-❶）。
- おむつを当てる際は、ギャザーが鼠径部に沿うように密着させます（図3-❷）。すると、おむつとパッドのずれが少なく、便がパッド内に収まります。

PART2 WOCナースのケアの"ワザ"

アテント　両面吸収すきまにぴったりシート
（19×36cm）45枚
（大王製紙株式会社）

- 尿取りパッドとは違い、外側の防水フィルムがないので吸収を妨げない
- 重ねて使用してもおむつとパッドがずれにくいので、便漏れを防ぐことができると同時に、蒸れにくく皮膚障害も起きにくい
- 比較的安価と考えられる

こちらも使える！
- リフレ　すきまぴったりシート（18×48cm）36枚
　（株式会社リブドゥコーポレーション）
- リリーフ　重ねて安心シート（14×37cm）30枚
　（花王株式会社）

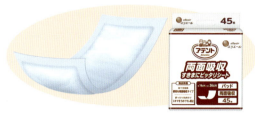

図2　使用したパッド

❶準備の段階で、おむつをしっかり広げておく。
　ギャザーを立てて、ギャザーの中に両面吸収パッドを入れる

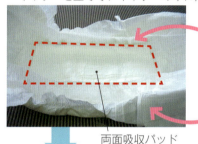

ポイント
おむつを広げておくと、ギャザーが自然に立ち上がる

ポイント
ギャザーを立てることで吸収面が広くなり、横漏れを防げる

両面吸収パッド

❷ギャザーを股間に密着させる

ギャザーが鼠径部に沿うように

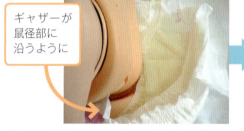
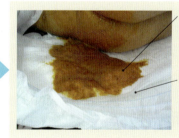

- おむつとパッドのずれが少なく、汚染範囲を広げずにパッド内に収まっている
- 防水フィルムがないため、裏面からも吸収して吸収力が増す。また、通気性もよく、蒸れにくくなる

図3　両面吸収パッドを使用する際のコツ

ナースのワザ

2　両面吸収パッドを丸めて使用し横漏れを予防する

- 両面吸収パッドは防水フィルムがないので、形状を自在に変えて使用できます。この特徴を利用し、横漏れ対策に活用します。
- 両面吸収パッドを棒状に丸めて、体とおむつのギャザーとの隙間に使用します（図4）。
- 体との隙間に使用した両面吸収パッドが尿を吸収し、ギャザー内でくい止めることができます。
- 骨突出や関節拘縮が著しい場合でも、おむつがずれることなく、股間や鼠径部などの隙間を埋めることができます。

おむつの漏れ予防対策　43

❶両面吸収パッドを広げ、棒状に丸める

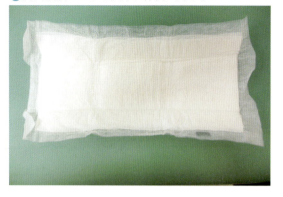

❷棒状に丸めたパッドをギャザーの内側に収める

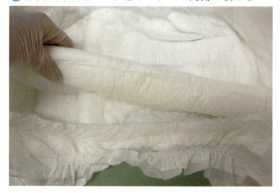

❸隙間に合わせて左右両側に入れる

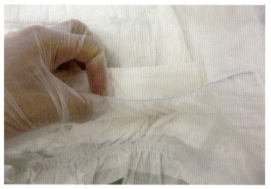

❹ギャザー内でくい止めることができる

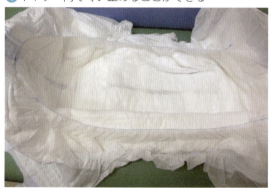

図4　両面吸収パッドを筒状に丸めて使用する

ナースのワザ

3 パッドを折り返して使用する

- 陰茎が小さい場合などは、三角巻きでは体位変換時や移動時にパッドがずれて寝衣まで汚れてしまうことがあります。しかし、パッドを使用する際にひと工夫することで、漏れることなく吸収させることができます。
- まず尿取りパッドを広げ、3つ折りにします。

ずれ予防のテープがある場合はテープで止めておくと、できあがりの際に崩れにくくなります（図5-❶）。
- 3つ折りにした尿取りパッドを裏返すと全面がパッド部分になります（図5-❷）。裏面のパッド部分を陰茎に当てて使用します（図6）。

PART2 WOCナースのケアの"ワザ"

❶尿取りパッドを広げ、3つ折りにする。ずれ予防のテープがある場合は、テープで止めておくと、できあがりの際に崩れにくい

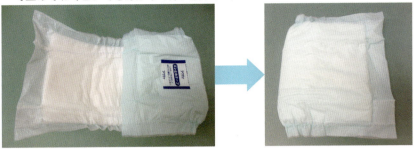

❷3つ折りにした尿取りパッドを裏返す　　完成

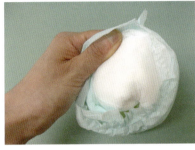
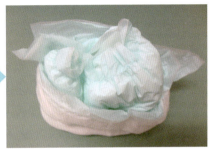

図5　パッドの折り返し方

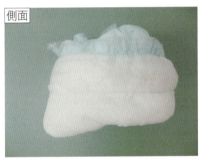

●完成したパッドの裏面を陰茎に当てる

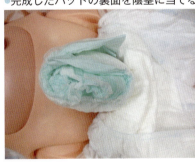
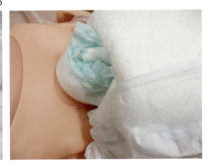

図6　パッドの当て方

参考文献

1. 木野綾子：排泄ケア 尿パットは重ねて使用しない．エキスパートナース 2014；30（1）：54．
2. 渡辺光子：便失禁ケア用品の特徴と使い方．排泄ケアガイドブック．日本創傷・オストミー・失禁管理学会 編．照林社，東京，2017：223-227．
3. 内藤亜由美，寺田直央，瀬川亮：強度の下痢のある患者のスキントラブル．内藤亜由美，安部正敏 編，病態・予防・対応がすべてわかる！スキントラブルケアパーフェクトガイド．学研メディカル秀潤社，東京，2013：102-110．

おむつの漏れ予防対策 | 45

ハイリスク状態のスキンケア
IADによる皮膚トラブルのケア

中村公子

　IAD（失禁関連皮膚炎）の治療介入に関しては、ストーマ用品である粉状皮膚保護剤を散布する方法や、板状皮膚保護剤を使用する方法があります。

ここでは、「板状皮膚保護剤」と「粉状皮膚保護剤と亜鉛華軟膏の混合した外用薬」（図1）を使用したケア方法を紹介します。

ナースのワザ 1　皮膚保護剤を使用する前に、排泄物をびらん部から確実に除去する

- びらん部を微温湯で洗浄すると刺激により強い痛みを伴うため、生理食塩水で排泄物を確実にびらん部から除去できるまで十分洗浄をします。
- 石けんは、皮膚のバリア機能を損なわせないようにpH範囲が健康な皮膚（pH4〜6）と同等の弱酸性のものを選択します。ただし、石けんの刺激で痛みが生じる場合は、生理食塩水で排泄物を除去するだけにとどめます。
- また、水分を拭き取る際は、摩擦を少なくするために不織布などで押さえ拭きをして、機械的刺激を与えないように注意します。

ナースのワザ 2　排泄物が皮膚に直接接触しないように皮膚を保護する

- 板状皮膚保護剤を適当な大きさ（2〜3cm）で、ブロック状にカットし、びらん部に敷石状に貼付します（図2）。
- その後、貼付した板状皮膚保護剤の隙間に粉状皮膚保護剤と亜鉛華軟膏を混合した外用薬を充填し、排泄物が直接、皮膚に接触しないように工夫します（図3）。
- 粉状皮膚保護剤と亜鉛華軟膏の混合の割合は、「粉状皮膚保護剤：亜鉛華軟膏＝3：7」が推奨されています。
- その後、排泄物で汚染されるたびに生理食塩水で十分洗い流し、板状皮膚保護剤は自然に剥がれるまでそのままにしておきます。剥がれてしまった場合は、剥がれた部位のみ貼り換えます。
- 粉状皮膚保護剤と亜鉛華軟膏の混合外用薬は流れやすいので、そのつど重ねて充填していきます。
- これらのケアを継続して行った結果、皮膚のびらんが改善していきました（図4）。

PART2 WOCナースのケアの"ワザ"

■板状皮膚保護剤
バリケア ウェハー
(コンバテックジャパン株式会社)

■粉状皮膚保護剤
バリケア パウダー
(コンバテックジャパン株式会社)

■亜鉛華軟膏
亜鉛華軟膏「ホエイ」
(ファイザー株式会社)

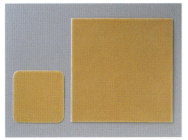
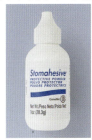
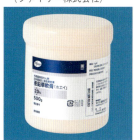

図1 使用した製品

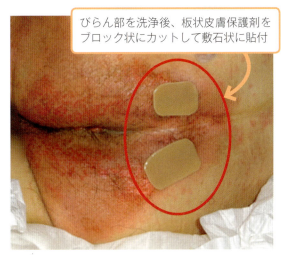

びらん部を洗浄後、板状皮膚保護剤をブロック状にカットして敷石状に貼付

図2 板状皮膚保護剤をブロック状にカットして敷石状に貼付

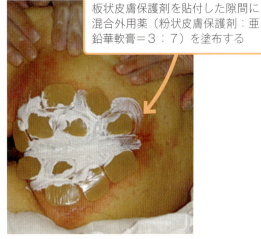

板状皮膚保護剤を貼付した隙間に混合外用薬(粉状皮膚保護剤:亜鉛華軟膏=3:7)を塗布する

図3 板状皮膚保護剤の隙間を混合外用薬で充填

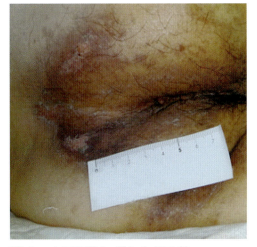

図4 1週間後にびらんが改善

IADによる皮膚トラブルのケア | 47

3 排便状況を把握する

- IADによる皮膚トラブルは、「ナースのワザ②」で紹介したような皮膚障害への対応が重要なポイントになります。
- しかし、それだけで皮膚障害を改善するには限界があります。皮膚障害への対応と同時に、その要因である排便のコントロールが不可欠です。
- 排便回数や便の性状（水様性なのか泥状なのか、またどんな色なのか）などの情報を得る必要があります。また、観察した情報を医師に報告し、指示のもとに便培養などの検査を実施することが必要です。
- 整腸剤が処方された場合は、便性状などの変化を観察しつつ、水分出納と全身状態を観察することが重要です。

引用・参考文献

1. 内藤亜由美，安部正敏 編著：病状・予防・対応がすべてわかる！スキントラブルケアパーフェクトガイド．学研メディカル秀潤社，東京，2014.
2. 日本創傷・オストミー・失禁管理学会 編：スキンケアガイドブック．照林社，東京，2017.
3. 日本創傷・オストミー・失禁管理学会 編：IADベストプラクティス．照林社，東京，2019.

ハイリスク状態のスキンケア
さまざまな場面で役立つスキンケア

黒木さつき

　最近では、スキンケアの必要性が広く知れ渡り、臨床現場でのスキンケアの基本技術も高まっています。褥瘡やスキン-テアの予防だけでなく、さまざまな場面でスキンケア技術を発揮することができます。ここでは、さまざまな場面で役立つ、スキンケア製品の選び方とケアの工夫を紹介します。

事例① 乳がん術後から十分に洗浄ができず、傷痕に垢が付着している

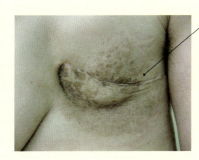

術後から十分な洗浄ができず、傷痕に垢が固着している

 洗浄剤の量を増やし、マッサージするように汚れを浮かせる

- 術後、汚れをそのままにしておくと、皮膚の生理機能が維持できなくなり、皮膚から感染を引き起こす場合があります。
- 正常な皮膚の生理機能が維持できるように、スキンケア（汚れを排除）を実施することが大切です。
- 入浴時に、市販されている弱酸性の洗浄剤などを使用し毎日洗うことで、傷痕に垢が蓄積することなく清潔を保つことができますが、事例①の場合は、術後のスキンケアに対する認識不足の問題のほかに、乳がん手術により乳房を喪失した身体的変化に伴う精神的苦痛を抱えているという背景があります。患部を見られない、触れないという患者の思いや喪失感など、患者の精神的苦痛を理解し、ケアを提供することが大切です。
- 皮膚に固着してしまった垢をしっかり取り除くことは容易なことではありません。日ごろから使用している弱酸性の洗浄剤では、1回の洗浄でもなかなか汚れを取り除くことは困難です。

リモイス®クレンズ（アルケア株式会社）

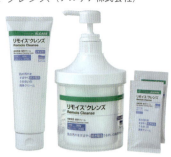

- スクワラン、マカダミアナッツオイルやホホバオイルなどの天然オイルが配合されている
- 天然オイルが汚れを浮かせるので、弱酸性の洗浄剤と比べて、無理に擦ることなく汚れを取り除くことができる

図1　使用した製品

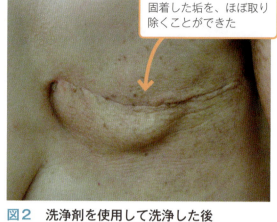

固着した垢を、ほぼ取り除くことができた

図2　洗浄剤を使用して洗浄した後

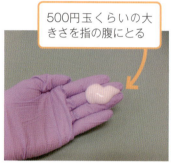

500円玉くらいの大きさを指の腹にとる

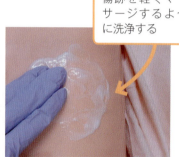

傷跡を軽くマッサージするように洗浄する

図3　今回使用した1回の洗浄剤の量

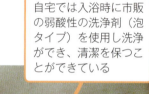

自宅では入浴時に市販の弱酸性の洗浄剤（泡タイプ）を使用し洗浄ができ、清潔を保つことができている

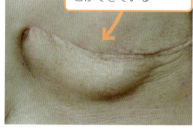

図4　ケア1か月後

- 本症例ではクリーム状の洗浄剤（図1）を使用しました。この製品は、スクワラン、マカダミアナッツオイルやホホバオイルなど天然のオイルが配合されています。
- 天然オイルが汚れを浮かせるので、弱酸性の洗浄剤と比べて、無理に擦ることなく汚れを取り除くことができます（図2）。
- 推奨使用量は10×10cmあたりさくらんぼ大（約2.5g）となっていますが、今回は1回に500円玉程度を指の腹にとり、垢の固着部分よりも少し広い範囲に乗せ、マッサージするように擦らず洗浄しました（図3）。
- 汚れが強度なため、白色の洗浄料がすぐに透明になりました。さらに洗浄料を追加し洗浄を続けたところ、少しずつ垢が浮き始めてきました。しかし、垢が浮き始めてきてもすぐには拭き取らず、浮き上がりが顕著になってきたら不織布等で軽く拭き取るようにしました。
- 垢が取り除かれた後、自宅では入浴時に市販の弱酸性の洗浄剤（泡タイプ）で清潔を保つことができています（図4）。
- 前述のとおり、患者が抱える不安やケアに対する思いなどを傾聴し、継続できるケアを一緒にみつけていく必要があります。

事例② 踵や足底に、乾燥やひび割れが生じている

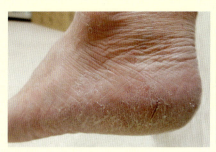
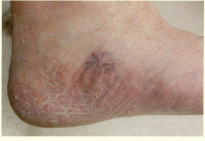

ナースのワザ

1 患者が使用しやすい製品を選択することで、ケアの継続につなげる

- 足の乾燥が進行すると、歩行時などに体重による重みで足底や踵などにひび割れが生じやすくなります。乾燥やひび割れは表在性真菌感染症の足白癬（角質増殖型）が原因となっていることもあります。
- の写真のように、乾燥が目立ち、踵にはひび割れが確認できます。
- この症例では、入浴時に市販されている弱酸性洗浄剤で毎日洗っていますが、日ごろから保湿ケアの習慣がありません。また、以前に爪白癬と診断されていますが未治療です。

- 未治療の爪白癬があることや足白癬も疑い、抗真菌成分であるミコナゾール硝酸塩と殺菌成分が配合された洗浄剤（左）を使用しました。洗浄による清潔の保持に加え、真菌と細菌を抑制するため、症状の改善にも役立ちます。また、すすいだ後も抗真菌成分の活性が期待できます。
- この製品には液体タイプもありますが、女性と比較して男性ではうまく泡立てられないことが多いので、泡タイプが簡便でよいでしょう。
- 洗浄後の保湿ケアには、保湿ジェル（図5右）を使用しています。この製品は3大保湿因子成

■ 洗浄剤
コラージュフルフル泡石鹸
（持田ヘルスケア株式会社）

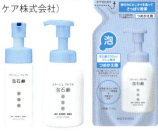

- 抗真菌成分であるミコナゾール硝酸塩と殺菌成分が配合されている
- すすいだ後も、抗真菌成分の活性が期待できる

図5 使用した製品

■ 保湿剤
 コラージュDメディパワー 保湿ジェル
（持田ヘルスケア株式会社）

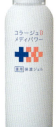

- 3大保湿因子成分（セラミド成分、天然保湿因子成分、皮脂類似成分）が配合されている
- 角質へスムーズに浸透する
- べたつかず、さらっとした使用感

さまざまな場面で役立つスキンケア

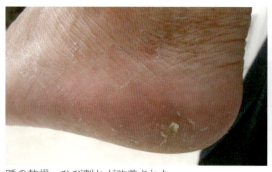 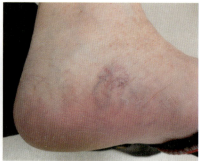

踵の乾燥、ひび割れが改善された
図6 ケア1か月後

分が配合されているので、角質へスムーズに浸透します。また、ジェルタイプはべたつかず、さっぱりとした使い心地のため、保湿ケアの習慣がない男性でも使いやすく、満足感が得られやすいことも特徴です。両製品は近くのドラッグストアなどでも購入することができ、入手しやすいことからもケアの継続につながります。
- 1か月後には踵の乾燥やひび割れも改善しました（図6）。

参考文献
1. 安部正敏：表在性真菌感染症．日本創傷・オストミー・失禁管理学会 編，スキンケアガイドブック．照林社，東京，2017：76-79．
2. 佐藤朋代：洗浄剤．田中秀子 監修，すぐに活かせる！最新創傷ケア用品の上手な選び方・使い方 第3版．日本看護協会出版会，東京，2015：112-119．

医療関連機器圧迫創傷（MDRPU）の予防
NPPVマスク

志村知子

　NPPVマスクによるMDRPUの好発部位を図1に示します。いずれもマスクや固定用のベルトが皮膚に接触する部位です。

　顔面は表情筋の動きや口の開閉動作により絶えず皮下軟部組織が動くため、マスクが皮膚に接触する部位にずれや摩擦が生じやすくなります。特に鼻周囲は、皮下脂肪組織が少なく皮膚直下に骨があるため、MDRPUが起こりやすい部位です。

　そのほか、医療者の未熟なマスクフィッティング技術や、経鼻胃管など圧上昇の要因となる医療機器の留置、歯牙欠損や義歯を外すことによる頬の陥没などもMDRPUの発生要因です。ここでは、NPPVマスクによるMDRPU発生予防の対策法とワザを紹介します。

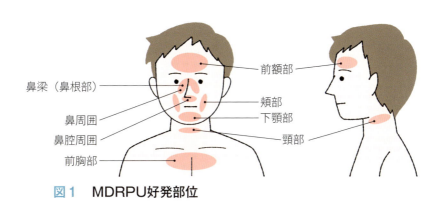

図1　MDRPU好発部位

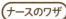
 マスクの手入れとスキンケア

- 皮膚の清潔を保つことは、すべての皮膚障害予防対策の基本です。
- 顔面は、皮脂腺が豊富で皮脂量が多いため、マスクで覆われた皮膚に皮脂や汚れがたまりやすく、加湿によってマスク内が湿潤すると、皮膚が浸軟しやすくなります。
- これらを放置していると、皮膚がアルカリ性に傾いて細菌が繁殖しやすくなるので、清潔ケアに努めます。
- 温湯による清拭だけでは皮膚の汚れを十分に取り除くことが難しいため、洗浄剤を用いて温湯で洗い流すケアを行います。難しければ、すすぎのいらない拭き取りタイプの洗浄剤を使用します（図2）。
- 清潔ケアの後は、浸軟を防いで皮膚のバリア機能を保つために、保湿効果のある撥水剤を用います（図3）。マスク自体の汚れも適宜取り除きます。

ベーテルF™ 清拭・洗浄料（株式会社ベーテル・プラス）

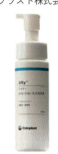

シルティ 水のいらないもち泡洗浄（コロプラスト株式会社）

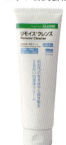

リモイス®クレンズ（アルケア株式会社）

セキューラ®PO（スミス・アンド・ネフュー株式会社）

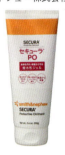

リモイス®バリア（アルケア株式会社）

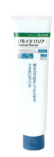

図2　すすぎのいらない洗浄剤の例

図3　撥水剤の例

2 マスクを確実にフィットさせることで摩擦やずれを低減することができる

- NPPVによる治療効果を上げるためには患者の理解と協力が必要不可欠です。治療の概要とMDRPU発生のリスクについて患者と家族に十分に説明します。
- マスクを選択する前にサイズ測定を行い、患者に合った正しいサイズを選びます（p.10、図1参照）。
- 機器の添付文書に従って正しく装着します。緩めではなく、確実にフィットさせることによって摩擦やずれを低減することができます（p.10、図2参照）。
- NPPVマスクのフィッティングで問題になるのは、リークを防止するために固定用バンドを締めすぎることです。リークは0（ゼロ）である必要はなく、多少リークが発生したとしてもある程度の代償によって圧は維持されます。
- フィッティングの際は、固定用バンドを締めすぎず、指が2本入る程度の緩さで締めます（図4-❶）。また、これらのフィッティングはアームによる調整を加えながら行います（図4-❷）。
- NPPVを稼動させ、ガスを送気した後は、マスクのエアクッションが接する皮膚にずれが生じているため、ずれが生じていないかどうかを確認し、必要であればマスクと皮膚の間に指を入れ、いったん軽く離して圧抜きをします。
- マスク装着後は、定期的に外して除圧を行います。マスクが外せない場合は、日中は鼻マスク、夜間は顔マスクを用いるというように、数種類のマスクをローテートして用いる方法もあります。
- 義歯を外すことによって頬が陥没し、それがリークの原因になることがあります。義歯が口腔内に確実にフィットしていれば装着したほうが望ましいのですが、歯肉が痩せて義歯がフィットしていない場合は、誤飲防止のため装着しないほうがよいとされています。
- マスクのフィッティング技術を習得するためには、臨床工学技士など専門家の協力を得ます。

PART2 WOCナースのケアの"ワザ"

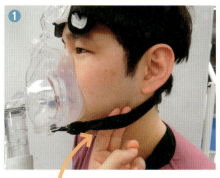
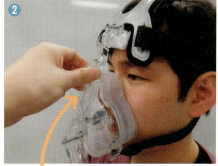

指が2本入る程度の緩さで締める　　アームを調整しながら行う

図4 マスクフィッティングのコツ

 ナースのワザ

3 皮膚保護剤をマスクの下に貼付してMDRPU発生を予防する

- MDRPUの好発部位に、あらかじめポリウレタンフィルムなどを貼付してずれや摩擦を低減したり、クッションの代用となる厚みのある皮膚保護剤を用いて圧を低減させます（図5、6）。
- 皮膚保護剤をマスクと皮膚が接触する部位に貼付し、その上からマスクを装着しますが、不透明で厚みのある皮膚保護剤を使用する場合は、観察を怠ると皮膚保護剤の下でMDRPUが発生しているケースがあるため、注意が必要です。

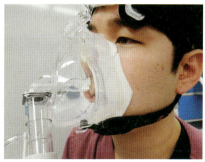

図5 皮膚保護剤を使用した圧低減の工夫
※ここではエスアイエイド®を使用

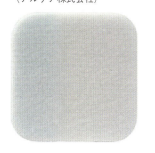

■シリコーンゲルドレッシング
エスアイエイド®
（アルケア株式会社）

こちらも使える！

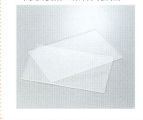

■ポリエチレンジェルシート
ケアシートPUP
（原沢製薬工業株式会社）

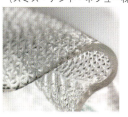

■シリコーンジェルシート
シカケア®
（スミス・アンド・ネフュー株式会社）

図6 使用した皮膚保護剤

参考文献
1. 日本褥瘡学会 編：ベストプラクティス 医療関連機器圧迫創傷の予防と管理. 照林社, 東京, 2016.

NPPVマスク　55

医療関連機器圧迫創傷（MDRPU）の予防

経鼻カニューレ・経皮酸素飽和度モニター

小林智美

経鼻カニューレを固定したいときや経皮酸素飽和度モニターのセンサーを固定するときに、チューブ素材やセンサーと銅線接合部の硬さによる皮膚への摩擦や圧迫が問題になります。

そこで、本項では、これらの場面でMDRPUが起こらないように固定する方法を紹介します。

事例① 経鼻カニューレの固定

経鼻カニューレは、素材によって耳に当たる部分が硬いものもあります。チューブをかける部分だけでなく、摩擦により頭皮側や耳の裏にも損傷が起こることがあります。

酸素マスクのゴムよりも体にフィットしにくいため、呼吸や会話によって外れたり、ずれたりして何度もかけなおすことがあります。カニューレがずれないように医療用テープなどで固定している場合もありますが、耳だけでなく頬骨が極度に突出している患者では、頬骨にもカニューレによる皮膚損傷をきたすことがあります。

広範囲に保護したいですが、髪の毛があるため、直接何かを貼ることは安定性に欠けます。また、顔に何かを貼ることは、面会を考えると見た目にも影響することから躊躇してしまうでしょう。

1 経鼻カニューレに直接巻き付けられる・挟み込んで使えるものを選択する

- 経鼻カニューレを耳にかけて固定したいとき、カニューレに直接巻き付けられる、あるいはカニューレを挟み込んで使用できる製品を利用するのが便利です（図1）。
- そこで、ポリウレタンフォームで、適度なクッション性があるテープや皮膚保護剤を選択します。
- ここで紹介する製品（図2）は、どちらも上記の特徴に加え、安価であることに加え、ほかのシーン（p.13、27、64、70）でも使用できるものです。
- また、MDRPUは病院全体で取り組む問題でもあるため、素材のやわらかい経鼻カニューレ（図3）への変更を検討するのもよいでしょう。

PART2 WOCナースのケアの"ワザ"

- バトルウィン™アンダーラップテープを使用した固定方法の例

直接カニューレに巻き付け、耳にかけて固定する

ネイザーハイフローでも使用できる

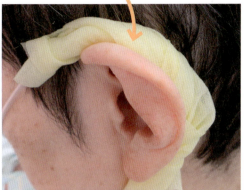
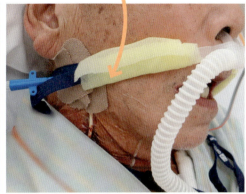

- ココロール®を使用した固定方法の例

粘着性があるため、チューブを挟んでしっかり粘着させることができる

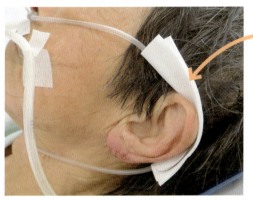

図1　カニューレなどを固定する方法

バトルウィン™アンダーラップテープ（ニチバン株式会社）

ココロール®（スキニックス®）

ニッセイ酸素鼻孔カニューラOX-01（株式会社ニッセイエコ）

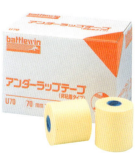
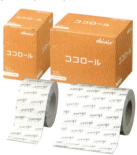
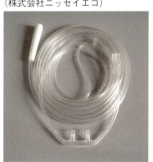

- 他項で紹介したように、さまざまなシーンでも使用できる
- 適度なクッション性があり、安価で、使用しやすい

図2　使用した製品

図3　やわらかい素材の経鼻カニューレの例

経鼻カニューレ・経皮酸素飽和度モニター　57

事例② 経皮酸素飽和度モニター使用時のセンサーの固定

経皮酸素飽和度モニター使用時に問題となるのは、センサーと銅線の接続部の硬さによる皮膚の圧迫と、銅線による皮膚への圧痕です。センサーが外れないように、という思いからしっかりと巻きすぎるとMDRPUの原因になります。

ナースのワザ

1 ウレタンテープを使用してセンサー接続部分や銅線から保護する

- センサーと銅線の接続部は、センサーが隠れないようにウレタンテープをほんの少量巻きます（図4-❷の矢印）。
- ウレタンテープを何層かに重ねて穴を開け、指に引っ掛けて、指の関節と皮膚を保護します（図4-❶）。銅線は布テープの上を渡し、付属のテープでセンサーを固定します（図4-❷）。
- 毎日の各勤務帯で、皮膚や爪の変色がないか、外して観察することも重要です。

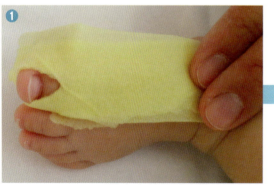
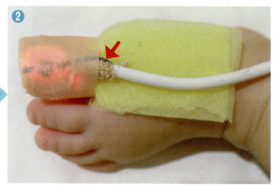

ウレタンテープを何層かに重ねて穴を開け、指に引っ掛けて、指の関節と皮膚を保護する

銅線はウレタンテープの上を渡し、付属のテープでセンサーを固定する
※写真は乳児のため、センサーがずれないように優肌絆で固定を補強している

図4 センサー接続部分、銅線から皮膚を保護する方法

医療関連機器圧迫創傷（MDRPU）の予防
弾性ストッキングによるトラブルの予防

松村佳世子

深部静脈血栓症（deep vein thrombosis：DVT）予防として、手術後など臥床状況にある患者に多く使用されている弾性ストッキングですが、使用時に、下肢に発赤や水疱、びらん、潰瘍などのスキントラブル（図1）を経験することはありませんか？ 弾性ストッキング使用時のスキントラブルは、表1のような状態が原因となって起こります。

適応症例に正しく弾性ストッキングを使用するためには、好発部位（図2）を知り、皮膚の観察を行う必要があります。また、図3のような手順での確認が重要です。

本項では、骨突出によって局所的に過度な圧迫となる場合や、弾性ストッキングのずれやくい込み、しわなどが要因となる場合のスキントラブルを予防する方法を紹介します。ただし、本項で挙げた各製品は、個々の症例で使用できる場合とできない場合がありますので注意が必要です。また、経費の問題もあるため、使用に際しては各施設での検討が必要です。

●足関節部の紫斑
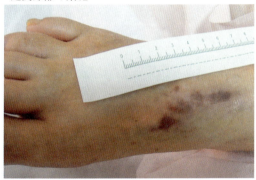

●内果部の潰瘍
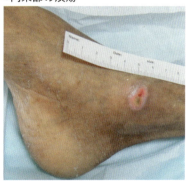

●頸骨の紫斑および水疱
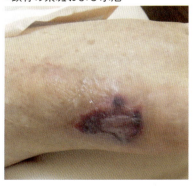

●膝下の発赤
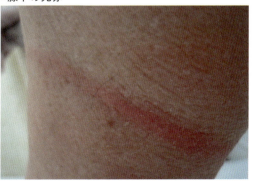

図1 　下肢に発生したさまざまなスキントラブル

表1 弾性ストッキングの使用時のスキントラブルの要因

①ずれ・丸まり・くい込み
②しわ・よれ・ねじれ
③めくれあがり
④その他　▶骨突出部位での圧迫
　　　　　▶サイズ不適合による圧迫
　　　　　▶接触皮膚炎　など

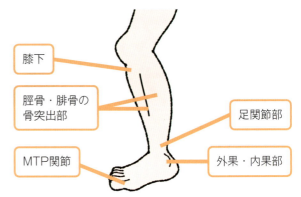

図2　弾性ストッキングによるスキントラブルの好発部位

適切なサイズの選択 → 適切な着用方法の実施 → 使用中の浮腫など→サイズの不適合→サイズ変更 または 医師と相談してほかの方法でDVT予防を検討

図3　弾性ストッキング使用時の観察の手順

事例①　脛骨の骨突出部の保護

臥床期間が長く、るい痩があり、皮下脂肪だけでなく筋肉量も低下し、脛骨が突出している。

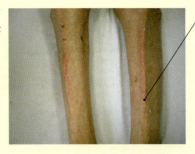

弾性ストッキングを使用すると、骨突出と一致して発赤が出現する

 ナースのワザ

1　厚すぎず適度なクッション性がある製品を当てる

- 骨突出により、局所的に過度な圧迫となる場合や長期臥床で弾性ストッキング使用を継続しなければならない場合などは、骨突出部位にギプスやシーネの前に使用されている綿包帯（オルテックス®、図4）を利用して予防します。
- 発赤発生部にオルテックス®を当て、弾性ストッキングを装着しました（図5）。局所の過度な圧迫となったり、弾性ストッキングの圧迫圧の変化が生じる場合があるため、厚みがありすぎる物品は選択しません。
- 特に、暑い時期はむれやよれの観察が必要であり、劣化の問題もあるため、週1回程度交換します。

PART2 WOCナースのケアの"ワザ"

オルテックス®（アルケア株式会社）

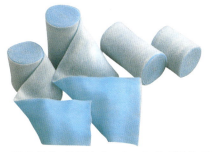

- 厚すぎず、適度なクッション性が期待できる
- やわらかい素材
- 安価（サイズにより、1巻150〜250円程度）

図4　事例①で使用した製品

こちらも使える！

・エスアイエイド®　（アルケア株式会社）

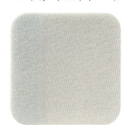

- 粘着材がシリコーン製のため剥がす際の皮膚損傷のリスクが少ない
- カットして使用することができる
- 1枚200〜500円と安価

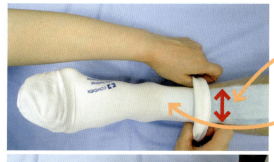

オルテックス®を切って、脛骨から左右2cm程度の幅（約5cm）に置く

足関節の上を起点として使用

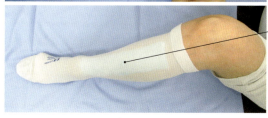

突出部位が覆える長さで用いる（症例では約20〜25cm）

図5　オルテックス®を使用した脛骨突出部の保護方法

ナースのワザ

2　ドレッシング材を下肢の長さによって組み合わせて使用する

- 上記のオルテックス®を使用しても、よれやずれなどでうまく活用できない場合は、創傷用シリコーンドレッシング（エスアイエイド®、図4）も使用できます（図6）。
- エスアイエイド®は粘着材がシリコーンでできており、剥がす際も皮膚損傷のリスクはほとんどないのが特徴です。また、カットして使用でき、一度剥がしても再貼付が可能なため、皮膚の観察を毎日行うことができます。1枚200〜500円程度と比較的安価なのも特徴です。

弾性ストッキングによるトラブルの予防

エスアイエイド®を脛骨の骨突出部分が中心となるように貼付する（写真は7号/10×20cmを使用。5号/10×10cmを2枚での使用や、下肢の長さによって7号と5号を組み合わせてカットして使用してもよい）

骨突出部位に集中する圧を、エスアイエイド®を貼付することにより広い面積で圧分散することができる

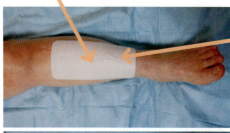

エスアイエイド®の上から弾性ストッキングを着用

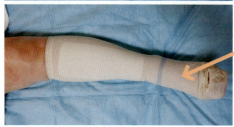

・エスアイエイド®は剥がしても再度貼付でき、毎日皮膚の観察が可能。1週間ごとに交換を行う

図6 エスアイエイド®を使用した脛骨突出部の保護方法

事例②　MTP関節の骨突出部の保護

母趾MTP関節の骨突出（いわゆる外反母趾）のため、弾性ストッキングの影響による圧迫やずれが発生し、発赤が出現した。

突出部が弾性ストッキングにより圧迫やずれの影響を受け、発赤が出現する

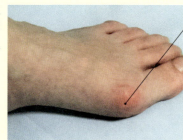

 摩擦軽減を図る製品を貼付し骨突出部を保護する

- 母趾MTP関節の骨突出部より2〜3cm大きめのサイズの創傷被覆材（ビジダーム®）を貼付しました（図7、8）。切り込みを入れると骨突出部に沿って貼付できます。
- ただし、使用する製品のよれや重なりが、さらなる圧迫の原因になることもあるため注意が必要です。
- 定期的（週1回以上）な交換が必要です。
- もう少しクッション性を期待したい場合は、エスアイエイド®（3号）やココロール®も使用できます。

PART2 WOCナースのケアの"ワザ"

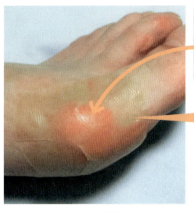

ビジダーム®は突出部より2〜3cm大きめのサイズに（事例では5×5cmで使用）。突出部に沿って貼付できるように切れ込みを入れる

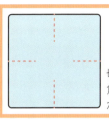

切り込みを入れ、角を丸くすると剥がれにくい

図7　母趾MTP関節の骨突出部の保護方法

ビジダーム®
（コンバテック ジャパン株式会社）

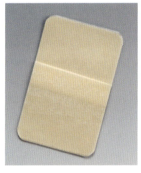

- 低刺激なハイドロコロイドが使用されていて皮膚保護に使用できる
- 半透明で貼付部位の観察も可能
- 比較的安価（サイズにより２００〜４００円程度）

こちらも使える！
もう少しクッション性がほしいときは…
・エスアイエイド®（アルケア株式会社）
・ココロール®（スキニックス®）

図8　事例②で使用した製品

事例③　足関節の保護

弾性ストッキングのしわなどによる摩擦やずれにより、足関節部に発赤が発生した。

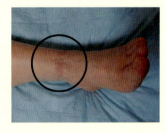

 皮膚保護を行い、摩擦の軽減を図る製品を貼付する

- 弾性ストッキングのしわなどでの摩擦やずれにより、足関節部にスキントラブルが危惧される

弾性ストッキングによるトラブルの予防　63

場合は、クッション性のあるドレッシング材をあらかじめ貼付して予防することができます（図9）。
● ココロール®（図10）はロールタイプのドレッシング材で、保険償還のない医療材料です。必要な長さに切って使用でき、ゲル素材で低粘着のため、やわらかくフィットして剥離刺激が低減されます。

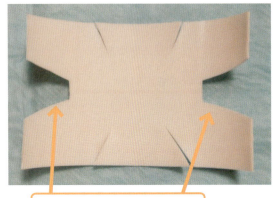
ココロール®を外果部・内果部にかからないように切り取る

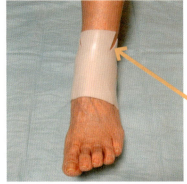
足関節と足背の屈曲部に沿うように切り込みを入れて貼付する（写真は10cm幅を使用）。最長1週間で交換する

図9　ココロール®を使用した足関節部の保護方法

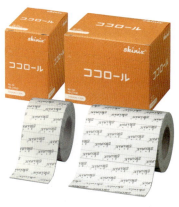

ココロール®
（スキニックス®）

● ロールタイプのドレッシング材で、必要な長さに切って使用できる
● ゲル素材で低粘着のため、やわらかくフィットして剥離刺激が低減される

こちらも使える！
・エスアイエイド®
（アルケア株式会社）

図10　事例③で使用した製品

● 製品の使用に際して、使用中のトラブルやケアについては医師との連携が不可欠です。看護師の日々の観察とケアにより、事例のようなMDRPUの予防や早期発見・対応につながります
● トラブルの予防には、まず適応事例に正しく弾性ストッキングを使用し、好発部位やトラブルの要因を知って、重点的に観察することが必要です
● 予防ケアの基本として、皮膚の清潔と保湿を行いましょう

医療関連機器圧迫創傷（MDRPU）の予防
ギプス・シーネ

小林智美

ギプスやシーネを使用する際のMDRPUの好発部位は、脛骨前面、腓骨骨頭、外果、内果、足背、踵部などです（図1）。

ギプスやシーネは治療上必要なものですが、固定による圧迫などがMDRPUの直接的な原因となるだけでなく、炎症で腫脹していた患部や周囲組織は、加療後には腫れやむくみが軽減されるため、キャストの中でのずれが生じやすくなります。

ここでは、ギプスやシーネの使用が原因となる創傷の発生を予防するワザを紹介します。

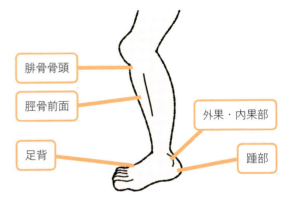

図1 ギプスやシーネが原因で起こるMDRPUの好発部位

1 ギプスを巻く前にパッドを当てて保護を強化する

- 最近では、ギプスの素材はグラスファイバーが主流になってきました。いままで主流だった石膏とは素材が違いますが、固定のためのものですので当然硬さがあります。
- 保護のためにギプス用の下巻き材を巻きますが、汗などの水分により長期装着で硬さが増加したり、厚みが減ってしまうことがあります。
- そこで、ギプス巻きの際に腓骨や脛骨、外果、内果に粘着剤付きのパッドを貼り付けて、あらかじめ保護を強化してからギプスを巻くとよいでしょう（図2、3）。

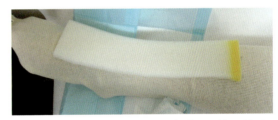

図2 粘着剤付きパッドをギプスの前に貼る

3M™ レストン™ 粘着フォームパッド
（スリーエム ジャパン株式会社）

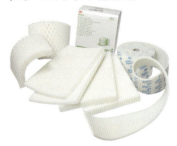

図3 使用した製品

ギプス・シーネ | 65

2 パッドやガーゼ、ストッキネットを活用する

- シャーレ型シーネは、救急外来などでよく使用されますが、患部の腫脹が軽減されれば弾性包帯が緩くなり、ずれが生じやすくなります。そのときに、シーネの硬く尖った部分が皮膚に当たることで、MDRPUを起こしてしまいます。
- シャーレ型シーネは水で濡らして添え木のように当て、弾性包帯で巻いて固定します。グラスファイバーが水と反応して硬くなっていきます。
- ギプスより簡便に実施できるのが特徴ですが、グラスファイバーの切れ端が両端からはみ出ていたり、外果や内果部分がフィットしない形で固定されてしまうことがあります。
- シャーレ型シーネを当てる際は、いったんシーネが固まってから踵や外果、内果などが当たる部分にパッド（図2）を使用したり、コットンガーゼを挟むなどして保護し、骨突出部が直接圧迫されないようにします（図4）。
- ストッキネットをシーネにかぶせたり、患者にはいてもらってから固定するのも有効です（図5）。
- 1日1回は巻き直しを実施し、必ず観察します。観察の際は、MDRPUだけでなく脚全体の皮膚の色やチアノーゼ、腫脹の悪化、熱感や発赤の有無を確認します。
- 外傷受傷が契機となった創傷をもともと生じている場合もあるため、担当医と一緒に創傷を確認することが重要です。患者に巻き直しのしかたや観察のポイントなどの指導を行えるとさらによいでしょう。

*

　グラスファイバーによるギプスも、シャーレ型のシーネも、外傷による捻挫や骨折などを治療することが主目的です。MDRPU予防のために保護を行うときは、本来の治療の妨げにならないよう、医師とコンセンサスを得て、「患者のために」可能な範囲で予防を実施しましょう。

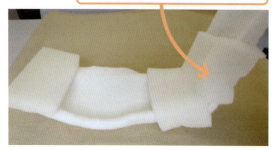

足関節の屈曲によりシーネが内側に突出し圧迫の原因となるため、パッドを当てて保護する

図4　シーネ内にパッドを貼って骨突出部位を保護

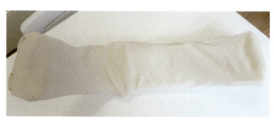

図5　ストッキネットをかぶせたシャーレ型シーネ

医療関連機器圧迫創傷（MDRPU）の予防
鼻腔チューブ、胃管チューブ、膀胱留置カテーテル

松村佳世子

鼻腔から挿入されるチューブのずれや圧迫によって、図1のようなスキントラブルを経験することはありませんか？　ここでは、鼻腔から挿入されるチューブやドレーン、膀胱留置カテーテルが原因で発生するスキントラブルの予防方法を紹介します。

●内視鏡的逆行性胆管ドレナージチューブで発生したスキントラブル

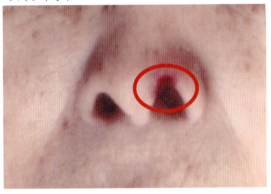

●経鼻胃管チューブで発生したスキントラブル

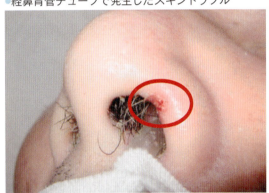

●経腸栄養チューブで発生したスキントラブル

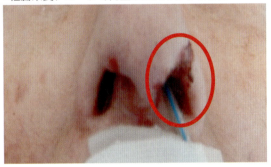

●イレウスチューブで発生したスキントラブル

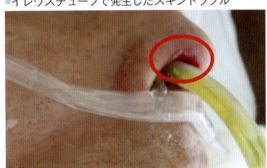

図1　鼻腔から挿入されるチューブにより発生したスキントラブル

1 テープは"Ω留め"で固定する

- 鼻腔から挿入されるチューブには、経鼻胃管・イレウス管・胆管ドレナージ、経鼻栄養など、目的や用途によりチューブの太さや硬さは違いますが、スキントラブルは、鼻翼への発生が多くみられます。チューブをテープで固定して管理するため、摩擦やずれ、圧迫によりスキントラブルを生じやすい特徴があります。
- テープ固定が不適切だと抜去の危険もあるため、適切に行う必要があります。
- スキントラブルの予防方法としてテープ固定を鼻の下で行うなど、貼付時に圧迫しないようにし、チューブの位置や動きを考え重みがかからないように固定するなど、テープの貼り方を工夫する必要があります（図2）。男性の場合、適切にテープが貼付できるように髭の処理を行います。髭が伸びているとテープが浮き上がり、チューブ抜去のリスクが高くなります。
- テープ固定の基本はΩ(オメガ)留めとし、皮膚に緊張がかからないようにします（図3）。

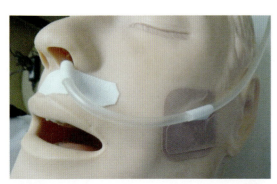

○ **よい例**
- 鼻の下にΩ留めで固定されている
- チューブにゆとりを持たせて、鼻腔内に圧迫が生じないように確認して頬に固定されている

× **悪い例**
- Ω留めでテープ固定されていないため、チューブが動きやすい
- チューブの固定にゆとりがなく、鼻腔内に圧迫が生じている
- テープにテンションがかかり、剥がれやすい

図2　テープ固定の例

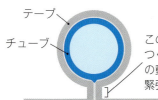

図3　皮膚に負担のかからない"Ω留め"

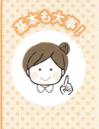

基本も大事!!
- Ω留めするテープの下に、あらかじめ土台となるようにΩ留めのテープと同じ種類、またはフィルム材を貼付し、その上からΩ留めを行うと剥がれにくく、しっかり固定することができます

2 嚥下訓練中の患者は鼻頂部で固定する

- 嚥下訓練中の患者には鼻の下での固定は不向きであり、鼻頂部で固定する必要があります。その場合、あらかじめ鼻翼部の保護を行って固定します（図4）。
- 施設によっては、創傷被覆材を使用しているところもあるようですが、予防での使用では保険償還されませんので、施設での使い方の取り決めが必要です。予防で使用するためには、図5のような保険償還のない安価なものがおすすめです。
- テープは撥水性のあるものを選択することで、鼻汁で剥がれやすくなることを防ぎ、剥がれたテープのずれによる圧迫の対策となることもあります。

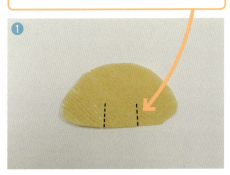

創傷被覆材*に切り込みを入れて、しわやよれがないように鼻腔内に貼付できるように準備する
*ここではビジダーム®を使用

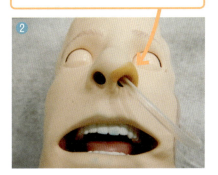

鼻腔内に約5mm程度入るように、鼻翼から❶を貼付する

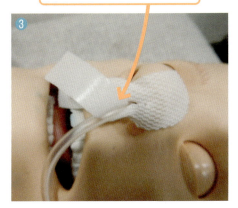

固定テープは、鼻翼に緊張がかからないように注意して貼付する

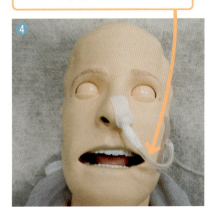

頬部のチューブは、皮膚に接触しないよう余裕をもたせる

図4 鼻頂部での固定例

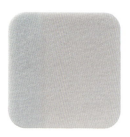
エスアイエイド®
(アルケア株式会社)

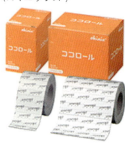
ココロール®
(スキニックス®)

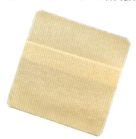
ビジダーム®
(コンバテック ジャパン株式会社)

図5　保険償還のない創傷被覆材の例

ナースのワザ

3 胸部・腹部などのドレーンの下に発生する圧迫痕などのスキントラブルに創傷被覆材を使用する

- 胸部や腹部など、ドレーンの下に発生した圧迫痕や、患者の体動によってスキントラブルが発生することがあります。
- これらのスキントラブルには、ドレーンの固定法を工夫したり、皮膚の保護を行う必要があります（図6）。
- ドレーンをしっかり固定するだけでなく、スキントラブルの予防にもなります。

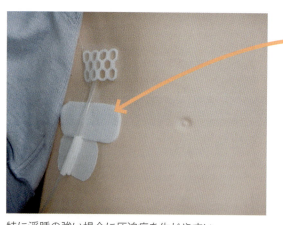

・チューブの下に創傷被覆材*を貼付して、皮膚との接触を防ぐ
・ドレーンの刺入部保護とテープ固定の間に、創傷被覆材*を必要な長さに切って貼付する
＊ここではエスアイエイド®を使用

特に浮腫の強い場合に圧迫痕を生じやすい

図6　ドレーンの固定方法

PART2 WOCナースのケアの"ワザ"

4 膀胱留置カテーテル実施の際、固定水注入部やサンプルポートから皮膚を保護する

- 膀胱留置カテーテルが皮膚と接触し、スキントラブルを発生することがあります。特に、固定水注入部やサンプルポートが体動で移動し、腹部や大腿部の圧迫痕やスキントラブルを生じます。
- 膀胱留置カテーテルの固定の際、男性の場合は腹部、女性の場合は大腿部に行います。
- 男性の場合、バルーンの固定水注入部やサンプルポートは、おむつや下着の外に出して、直接皮膚との接触を避けます。
- 女性の場合、または男性の場合でも、創部やドレーンの位置によっては外に出せないこともあります。
- その場合は、バルーンの固定水注入部やサンプルポート部分を保護して、皮膚との接触を避けるなどの工夫ができます（図7）。
- 移動時や体位変換の後は、チューブやドレーンの位置を必ず確認して、体の下敷きになっていないか、引っ張られていないかを確認することが重要です。

● カテーテルチューブからの保護

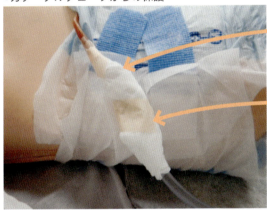

チューブに不織布を巻き付ける

体位変換や体動での不織布のずれを予防するため、チューブと不織布をテープで固定する

● サンプルポートからの保護

創傷被覆材
（ここではエスアイエイド®を使用）

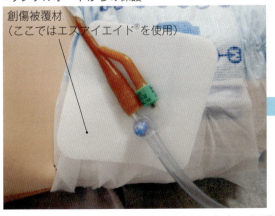

10×10cmの創傷被覆材をチューブに半分に折るように巻き付けて、粘着面を合わせる

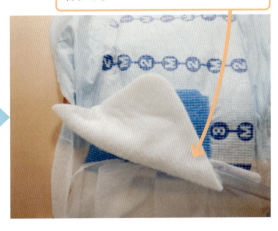

図7 膀胱留置カテーテル実施時の皮膚の保護

鼻腔チューブ、胃管チューブ、膀胱留置カテーテル | 71

医療関連機器圧迫創傷（MDRPU）の予防
動静脈ライン挿入部

小林智美

　動静脈留置針と延長チューブのコネクターは硬く、外れにくいロック式のものが主流です（図1-❶）。また、コネクター（血管に挿入される針とつながる部分）自体に大きさがあります。

　図1-❷のように、羽がついていたりすると皮膚に刺さることもあります。また、治療のための重要なルートですので、抜けないようにテープで固定する必要がありますが、このテープの貼り方次第でMDRPU発生の原因になってしまうことがあります。

　そこで本項では、ルート固定の際のテープの選び方と貼り方を紹介します。

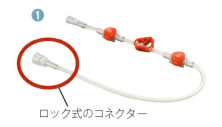

❶
ロック式のコネクター
プラネクタ®動脈血採血ライン
（株式会社ジェイ・エム・エス）

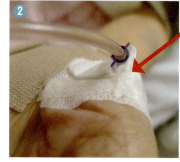

❷ コネクターに羽が付いている

図1　動静脈留置針と延長チューブの例

1　水分蒸散を妨げないテープを選択し、コネクターを皮膚から浮かせるイメージで貼る

- 針が抜けないように押さえつけてテープを貼ってしまうと、圧迫痕となり、MDRPUの原因となりますが、MDRPUの原因は圧迫だけではありません。
- 針やチューブを固定する際のテープによって不感蒸泄が妨げられ、テープの中に汗様の水分がたまるため皮膚が浸軟することも、皮膚障害（MDRPU）の要因の一つです。
- しかし、毎日テープを交換するのは経済的ではありません。テープ交換の際の針の事故抜去も懸念されます。動静脈ラインの固定テープは、図2のような皮膚の水分蒸散を妨げないものを選択するとよいでしょう。
- 貼り方は、基本的にはテープのスリットの上にコネクターがおさまるように貼付します。このスリット部分で、コネクターを挟んで浮かすイメージです（図3）。
- コネクター部分をテープ内に巻き込んで固定し

PART2 WOCナースのケアの"ワザ"

なければならない場合は、刺入部を固定しつつ保護できるもの（ハブガードなど、図4）またはドレッシング材（エスアイエイド®など）を コネクターと皮膚が接する部分に貼って固定します。

3M™ テガダーム™ I.V. コンフォート フィルム ドレッシング（スリーエム ジャパン株式会社）

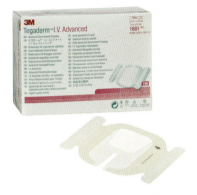

IV3000 ポーテッド・タイプ（スミス・アンド・ネフュー株式会社）

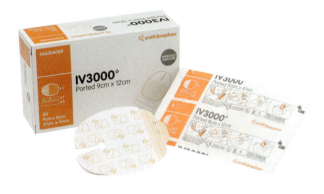

図2　ライン固定用テープの例

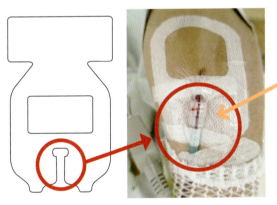

テープの切り込み部分にコネクターが収まるように貼る

図3　固定テープの貼り方の基本

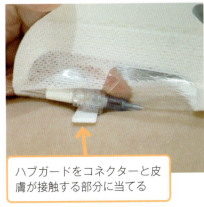

ハブガードをコネクターと皮膚が接触する部分に当てる

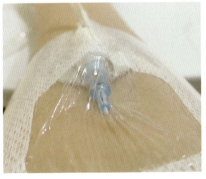

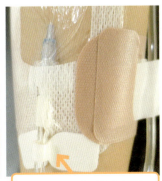

延長チューブは浮くように

図4　ハブガードを使用した固定方法

動静脈ライン挿入部 | 73

医療関連機器圧迫創傷（MDRPU）の予防
抑制帯・ミトン

櫻井由妃子

　医療・看護上必要な機器を使用するがゆえに発生する圧迫創傷は、使用する機器や物品の特徴を考慮して予防することが重要です。

　本項で取り上げた機器や物品は使用期間が治療に左右され、すぐには外せない場合があります。使用・着用する際に、圧迫される部位を想定し工夫することが必要です。使用時には、定期的に運動・知覚機能や皮膚の観察を行い、異常の早期発見に努め、外すことが可能な場合は外しましょう。

ナースのワザ

1 抑制帯やミトンにより圧迫される部位に不織布ガーゼや筒状包帯を巻く

- 抑制帯を使用する場合、上肢では手関節部分、下肢では足関節部分に圧迫やずれ・摩擦が多くかかります。
- ミトンを使用する場合、手関節部分に圧迫やずれ・摩擦が多くかかります。
- この部位へ、抑制帯・ミトンの装着前にガーゼや筒状包帯を当て、圧迫やずれ・摩擦などが加わるのを最小限にします（図1）。
- 綿素材の不織布ガーゼや筒状包帯（図2）などが適しています。厚みのあるタオルなどでは、抑制帯を装着した際にしっかりと力がかからないことが予測されるので、0.5mm未満の薄手のものを選びましょう。
- これらは1日つけているとよれてくるので、不織布ガーゼは1日1枚、筒状包帯は汚染時に交換します。

PART2 WOCナースのケアの"ワザ"

●抑制帯の場合（手関節部分）

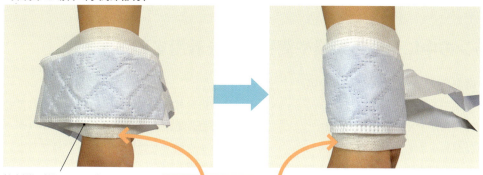

抑制帯（端には圧迫などが加わりやすい）

抑制帯よりも大きめのガーゼで抑制帯の端をカバーする

●ミトンの場合

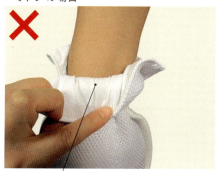

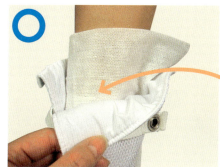

ミトンを装着する前に、ベルトの当たる部分の内側にガーゼなどを当てる

そのままミトンを装着すると、ベルトの下が圧迫される

図1 抑制帯やミトンにより圧迫される部位に不織布ガーゼを巻いて保護する方法（手関節部）

パンネット
（オオサキメディカル株式会社）

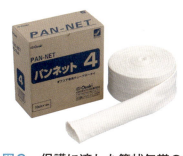

図2 保護に適した筒状包帯の例

抑制帯・ミトン | 75

2 ミトンの中に薄手の手袋や筒状包帯を着用する

- ミトンの中で手指が自由に動くタイプのものは、患者がミトンの中で手を握り込むことにより、第2〜5中手指節関節が突出し、圧迫やずれ・摩擦を起こす場合があります。
- この場合は、薄手の手袋や筒状包帯などをはめてからミトンを装着することで、突出部位の圧迫やずれ・摩擦を最小限にすることができます（図3）。
- 手袋は、綿素材が含まれているものが適しています。また、毛糸の手袋などは生地の厚みがあり、ミトンを装着した際にベルトが締まらないことが予測され適していません。
- 手袋は汚れたら、もしくは1週間に1回は洗濯し、筒状包帯は汚染時に交換しましょう。

●薄手の手袋の場合

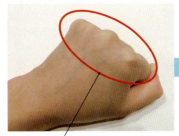 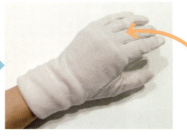

第2〜5中手指節関節に圧迫などが発生する

ミトンを装着する前に薄手の手袋をはめる

●筒状包帯の場合

母指が入れられるように切り込みを入れる

筒状包帯の長さは、手指第2関節から手関節下4横指くらいまで

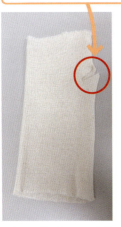 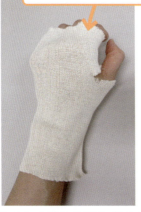 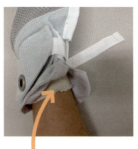 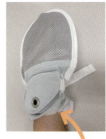

ベルトが当たる部分に筒状包帯があるかを確認

筒状包帯はミトンの端から少し出るくらいの長さにする。筒状包帯の長さが十分でないと、使用している間に縮んで短くなってしまうので注意する

図3 ミトンの中に薄手の手袋や筒状包帯を巻いて保護する方法（第2〜5中手指節関節部）

引用・参考文献
1. 日本褥瘡学会 編：ベストプラクティス 医療関連機器圧迫創傷の予防と管理. 照林社, 東京, 2016

創傷被覆材、皮膜剤、剥離剤をうまく使う
創傷被覆材の貼り方の工夫

小林智美、櫻井由妃子

　創傷や褥瘡へ貼付する創傷被覆材（ドレッシング材）は、一般的に"数日間貼付したまま"にすることで効果を発揮します。しかし、貼付部位によっては、体位や動作などですぐに剥がれてしまったなどの経験があると思います。

　本項では、創傷被覆材が剥がれにくくなるように貼るための"ワザ"を紹介します。

1 余分な水分を拭き取り、角を丸くカットして貼付する

- 創傷に対し周囲1.5〜2cm程度大きい創傷被覆材を使用します（図1）。貼付してある創傷被覆材の外縁1cmほどまで滲出液が広がってきたら交換時期となるため、適切なサイズを選びましょう。
  - ▶ 大きすぎる場合：交換時期が遅くなり、創傷に過剰な滲出液が貯留し、創周囲皮膚が浸軟する可能性があります。感染、創周囲皮膚へのトラブルをまねきやすくなります。
  - ▶ 小さすぎる場合：創縁と創傷被覆材の外縁までの距離が短いため、頻回な交換が必要になります。創面・創周囲皮膚への剥離刺激により、皮膚トラブルをまねきやすくなります。
- 創傷被覆材の角は丸くカットし、剥がれにくくします。
- 水分を拭き取らないと、創傷被覆材が皮膚に密着しません。また、創面に余分な水分があることにより、創周囲皮膚の浸軟をまねく恐れがあります。
- 貼付時は手掌などで押さえ、密着させます。

（櫻井由妃子）

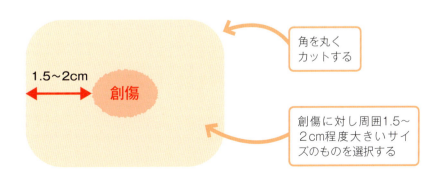

図1　創傷被覆材のサイズ選びのポイント

ナースのワザ 2 殿裂から貼り始める

- 水分をしっかり拭き取り、創傷被覆材を図2左のように持って、殿裂に人差し指を当てます。ここから貼り始めるのが剥がれにくくするポイントです。
- 周りを先に貼ってしまうと、殿裂部が密着せず浮いてしまって排泄物のもぐりこみの原因になり、創傷被覆材も剥がれてしまいます（図2右）。

（小林智美）

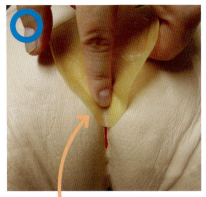

人差し指を当てて、殿裂から貼り始めると剥がれにくい

周囲から貼り始めると殿裂部が密着しない

※実施時は手袋を用いる。

図2　創傷被覆材を貼るときのポイント①（貼り始め）

ナースのワザ 3 ずれやすい方向に創傷被覆材の対角線を合わせる

- 尾骨周囲は、座位やベッド上での頭側挙上により尾側から頭側へのずれが生じやすく、剥がれやすい部位といえます。
- そのため、図3-❶-ⓐのように、ひし形に（対角方向に）創傷被覆材を貼付します。ずれが加わる方向の創傷被覆材の貼付部分を少なくすることで、剥がれにくくなります。
- 貼付する前に創傷被覆材を創部に当て、外縁にしわがよる部分へ切り込みを入れます（図3-❶-ⓑ）。
- さらにカバードレッシング（図4）を貼付することで、衣服やシーツなどとの摩擦を軽減させることができます（図3-❷）。

（櫻井由妃子）

PART2 WOCナースのケアの"ワザ"

❶ずれの方向に対し、ひし形に創傷被覆材を貼付する

ⓐずれの方向と対角線を合わせて貼る

ⓑ密着させるため、創傷被覆材の外縁にはあらかじめ切れ込みを入れておく

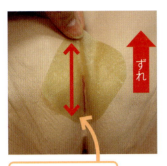
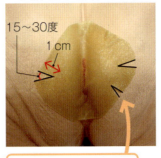
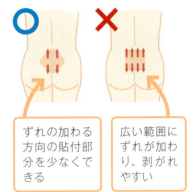

ずれの方向に対角線を合わせる

外縁のしわがよる部分に切り込みを入れる

ずれの加わる方向の貼付部分を少なくできる

広い範囲にずれが加わり、剥がれやすい

❷カバードレッシングを貼付し、摩擦を予防する

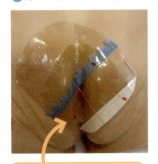
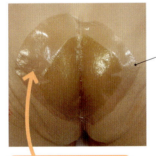

角を丸くする

カバードレッシングも創傷被覆材と同じ向きに貼る

創傷被覆材よりもひと回りほど大きく貼付する

図3　創傷被覆材を貼るときのポイント②

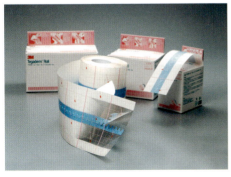

3M™ テガダーム™ スムース フィルムロール
（スリーエム ジャパン株式会社）
●本製品は摩擦が少ない表面加工がされており、どの方向にも効果が得られる特徴がある

図4　使用したカバードレッシング

創傷被覆材の貼り方の工夫　79

4 一部が重なる「ハの字貼り」

- 褥瘡が、殿裂を中心に仙骨部に左右対称に発生し、創と創の間に少し距離があって創傷被覆材1枚では創を十分に覆えないようであれば、図5のように、創傷被覆材の一部が重なるように貼ることもあります。
- 重ねて貼ることで皮膚との段差が大きくはなりますが、意外としっかり貼り付いてくれます。
- ただし、創の大きさは1cm²程度までです。それ以上大きい場合は、創傷被覆材の種類や枚数を考慮したほうがよいでしょう。（小林智美）

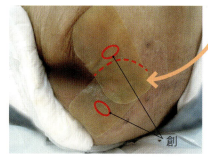

図5　1枚の創傷被覆材では創を十分に覆えない場合

5 創傷被覆材の上・周囲に撥水するオイルを塗る

- 便で創傷被覆材が汚染されるのを防ぐために、創傷被覆材の上と周囲皮膚にオイルや油性の軟膏を塗って撥水させることもあります（図6、7）。
- これらで保護することにより、便汁などの水分を寄せ付けないだけでなく、すべりがよくなって摩擦抵抗が少なくなるためか、めくれ上がりにくくなります。（小林智美）

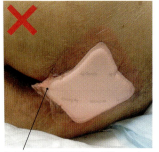
肛門近くは排泄物で浮いてきたり、めくれ上がったりする

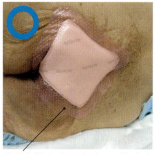
上から撥水するオイルや軟膏を塗布するとめくれ上がりにくい

図6　創傷被覆材の上や周囲に撥水するオイルや軟膏を塗布

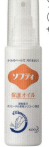
ソフティ　保護オイル
（花王プロフェッショナル・サービス株式会社）

図7　使用した保護オイル

参考文献

1. 真田弘美, 須釜淳子 監修：改訂版 実践に基づく 最新 褥瘡看護技術. 照林社, 東京, 2009.

ずれを回避するための製品選択(表1)

小林智美、櫻井由妃子

創傷被覆材が辺縁からめくれ上がることを防ぐため、あるいは、ずれを最小限にするための商品選択のポイントを紹介します。医師とともに、適切な製品を検討して選択しましょう。

部位に合わせた製品を選ぶ
- 創傷被覆材の形には、「四角形」「楕円形」や「踵用」「仙骨部用」などがあります。部位に合わせて選択することもできます。

加工のある製品を選ぶ
- 創傷被覆材の外縁にテーパーエッジ加工(端を薄くして、剥がれにくくなっている)がされているものもあります。

非固着性の製品を選ぶ
- 本項でのナースのワザ①〜⑤で紹介した方法を用いても、ずれが回避できず創傷被覆材が剥がれたり、めくれ上がってしまう場合には、非固着性の創傷被覆材に変更することを検討します。
- 非固着性の創傷被覆材は粘着剤がついていないため、創に合わせて大きさも調整しやすいです。
- 固定は医療用テープで行うため、多少のずれにも対応できます。ずれてテープが剥がれていたら、テープだけ交換して固定しなおすことができます。トップドレッシングを重ねる必要はありません。

表1 ずれを最小限にするために選択する製品の例

製品のタイプ	製品例
楕円形	・3M™ テガダーム™ ハイドロコロイド ライト ドレッシング(スリーエム ジャパン株式会社)
踵用	・ハイドロサイト® プラス ヒールタイプ(写真)(スミス・アンド・ネフュー株式会社) ・メピレックス®ボーダー ヒールタイプ(メンリッケヘルスケア株式会社)
仙骨部用	・ティエール® 仙骨部用(写真)(ケーシーアイ株式会社) ・ハイドロサイト®AD ジェントル仙骨用(スミス・アンド・ネフュー株式会社)

(次頁につづく)

テーパーエッジ加工		・コムフィール アルカス ドレッシング （コロプラスト株式会社） 端に向かって薄くなっている
非固着性		・ハイドロサイト® プラス（写真） （スミス・アンド・ネフュー株式会社） ・バイアテン（コロプラスト株式会社） ・ソーブサン プラス（アルケア株式会社）

重要！ プラスアルファ ＋α

ずれがあれば、その要因にも目を向けよう

櫻井由妃子

● 創傷被覆材がよれたり剥がれかかっていれば貼り替えたり、または創傷被覆材の素材を変更する場合もあると思います。しかし、創傷被覆材がこのような状況になるには、創部にずれが生じていることが考えられるため、まずはずれをできる限り排除することが必要です。

● 言い換えれば、**創傷被覆材がずれていることは貴重な情報**だといえます。**創傷被覆材がどの方向にずれているのか、体位や動作に影響されているのかを見きわめる**ことが重要です。

● こうした看護援助に合わせて、ずれを考慮した創傷被覆材の貼付を行うことで、より効果的なケアが行えると考えます。

創傷被覆材、皮膜剤、剥離剤をうまく使う
皮膜剤の使い方

小林智美

創傷被覆材を貼っていても剥がれてしまい、何度も交換が必要になり困ってしまうことはありませんか？ 本項では、ストーマ装具交換時やテープなどの貼付時、排泄物などの付着などといった皮膚障害の予防に使用する皮膜剤（図1）を使って、ちょっとの工夫で創傷被覆材を剥がれにくくするワザを紹介します。

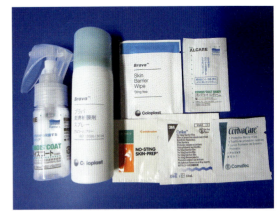

図1　皮膜剤の例

1　皮膜剤を創傷被覆材の凹凸を埋めるように塗布

- 創傷被覆材を貼る前後に皮膜剤を使用することで、排泄物の付着を防ぐだけでなく、創傷被覆材の密着性を高めることができます。
- 褥瘡周囲皮膚と創傷被覆材のテープ部分の隙間を埋めるように皮膜剤を塗ります（図2）。創傷被覆材の凹凸を皮膜剤で埋めることによって、創傷被覆材がより剥がれにくくなるのです。
- 皮膜剤を使う範囲は、創傷被覆材のテープ部分に加えて2cm程度広めに塗りましょう。
- 排泄物をよりブロックするために、殿部の凹凸や肛門との間に皮膚保護剤（ブラバ スティック ペーストなど）を用いる方法もあります（図3）。
- 皮膜剤と皮膚保護剤を併用することで、創傷被覆材の貼付期間を延長でき、経済的かつ創傷治癒過程によい影響を与えることが期待されます。

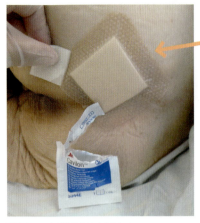

図2 皮膜剤の塗り方

- 褥瘡周囲皮膚と創傷被覆材のテープ部分の隙間を埋めるように皮膜剤を塗る
- 皮膜剤が創傷被覆材を挟む
- 排泄物・滲出液などの体液の侵入を防ぎ、めくれにくくする
- 創傷被覆材
- 皮膚

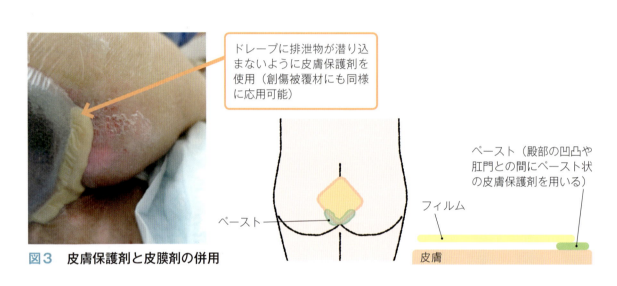

図3 皮膚保護剤と皮膜剤の併用

- ドレープに排泄物が潜り込まないように皮膚保護剤を使用（創傷被覆材にも同様に応用可能）
- ペースト
- ペースト（殿部の凹凸や肛門との間にペースト状の皮膚保護剤を用いる）
- フィルム
- 皮膚

創傷被覆材、皮膚剤、剥離剤をうまく使う
剥離剤の使い方

小林智美

ストーマ患者などに剥離剤（図1）を勧める場合は、使い方を誤らないか、大量に使用して経済的負担にならないかなど思慮すべき点が出てきます。実際に、ストーマ装具交換で剥離剤を使用している患者のなかには、多いときには1か月に2本以上使用してしまい、金銭面について嘆かれる方もいらっしゃいます。

病棟で剥離剤を使用する際も、経済的な視点をもつことは重要です。

そこで本項では、どのように工夫したら"少ない量で十分な効果"が得られるか、ちょっとしたコツをお伝えしようと思います。よい製品をムダなく、賢く使って患者をHAPPYにしましょう！

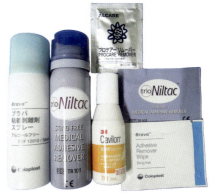

強粘着のテープ固定を剥がしたり、ストーマケア時に装具を剥がしたりするときに使用する

図1　剥離剤の例

1 スプレータイプはキャップに噴霧する

- スプレータイプの剥離剤は、広角に使わない場合は使いすぎを防ぐため、キャップに向かって1スプレーして使用します（図2）。

- キャップから綿棒などですくうと、細かな場所にもつけられます。

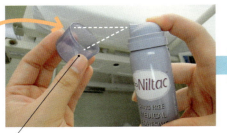

キャップに向かって1スプレー

写真では見えやすいようにキャップと噴射孔を離しているが、実際はもっと近づける

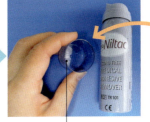

キャップから綿棒やコットンですくって、皮膚と創部や粘着剤の間に染み込ませる

リキッドタイプと同じような液状に変化

図2　スプレータイプの剥離剤使用時のコツ

ナースのワザ

2 リキッドタイプはコットンに染み込ませる

- リキッドタイプは下に向けると目薬のように何滴も出るため、使いすぎてしまいがちです。そのため、コットンに染み込ませて使います。
- 糊残りの除去の際は、コットン等に少し含ませ、図3のように使用します。
- テープ等の剥離に用いるときは、何滴か垂らしたあと少し待ってから剥がしましょう。リキッドタイプは分子が細かく、少し待つと粘着物と皮膚の間に染み込みます。あせって剥がすと皮膚も傷つけ、剥離剤の染み込みが不十分で何滴も使用することになります。

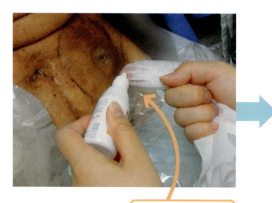
コットン等に少し含ませて使用する

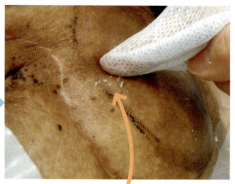
直接かけるよりも、少しの量で糊残りが除去できる

図3 リキッドタイプの剥離剤使用時のコツ

PART2 WOCナースのケアの"ワザ"

コラム 剥離剤と皮膜剤の選択のコツ

小林智美

　現在、剥離剤も皮膜剤もたくさんの種類が発売されていますが、使い分けについて迷ったりすることはありませんか？　私が剥離剤や被膜剤を選択する際には、**表1**のような点も考慮しています。

表1　患者ごとに適した用品の選択

特徴	用品選択のコツ	理由
指の力や手首の柔軟性が十分にない患者	スプレータイプを避ける	・スプレータイプは逆さまにして使えない製品がある ・誤った使い方をするとガスだけが噴出され、中身が残ってしまい非経済的
視力が十分でない患者	リキッドタイプを避ける	・リキッドタイプは液が透明で、どのくらい出しているのかわからないため、たくさん使ってしまう傾向になりがち
スプレータイプやリキッドタイプだと大量に消費してしまう患者	ワイプタイプやナプキンタイプを選ぶ	・1回量が決まっているので使いすぎがない ・スプレータイプやリキッドタイプではボトルの出口を汚してしまうこともあるが、ワイプタイプは1回使い捨てのため清潔 ・外出時や旅行時等の携帯用にもよい
被膜剤と剥離剤を併用する患者	異なるメーカーの被膜剤と剥離剤を使用する	・皮膜剤と剥離剤は、形状や見た目が似ているものがたくさんあるため、使い間違いを防ぐためにあえて違うメーカーの製品をお勧めすることもある

剥離剤の使い方 87

そのほかの創傷管理
ドレーンのトラブルケア

黒木さつき、中村公子

　ドレーンやチューブ挿入中でもドレナージがうまくいかず、ドレーンの脇から排液が漏れることがあります。また、排液量が比較的少ない場合では、オープン（開放式）ドレーンで管理することがあります。

　ドレーンやチューブからの排液は、挿入部位によって性状が異なり、皮膚へ与える影響にも違いがでます。そのため、皮膚への刺激が強い場合では、少量の排液や脇漏れでも容易にスキントラブルを引き起こします。排液によるスキントラブルが予測される場合には、スキントラブルが起こる前から、あらかじめ予防対策を取り入れることが大切です。

事例① 1年前の術後創の直上にドレーンが挿入されている

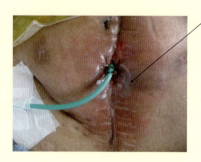

- 術後創の直上に挿入されたドレーン周囲の皮膚が菲薄した状態
- ドレーン挿入前より腸液の漏れをくり返していたため、ドレーン周囲の皮膚が菲薄している

1 ストーマ装具の皮膚保護剤部分を利用して皮膚を保護する

1. 皮膚保護剤部分をカットしてドレーン挿入部分に貼付する

- 事例①は、1年前の術後創の直上にドレーンが挿入されています。
- ドレーン刺入部から排液の脇漏れがあり、腸液が混入しドレーン周囲の皮膚障害が発生しています。術後創の直上に挿入されたドレーン周囲の皮膚が菲薄した状態です。
- 皮膚障害の悪化や拡大を防ぎ、皮膚の生理機能が維持できるよう、ドレーン周囲の皮膚を保護する必要があります。
- ドレーン挿入部の皮膚を保護するための方法はいろいろ考えられますが、今回はストーマ保有

者であったことから、以前使用していたストーマ装具を使いドレーン周囲の皮膚を保護しました。
- オープンドレーンであれば、ストーマ装具を貼付してパウチングでの管理もできますが、ドレーン先端がドレナージパックに接続されているのでパウチングは困難です。
- そこで、ストーマ装具（図1）の皮膚保護剤部と袋の部分を切り離し、皮膚保護剤の部分を使用しました。袋を切り離した皮膚保護剤をさらに半分にカットします（図2）。
- 今回使用したストーマ装具は、皮膚保護剤部がやわらかく、やや凹凸のあるドレーン周囲の腹壁にも追従がよいため、細かく切るなどの複雑な手技を省くことができます。

- 離床や頭側挙上などにより排液は足側に漏れやすいので、ドレーン挿入部の周囲を3〜9時の方向に貼付することで、腹部のたるみやしわにも沿い、漏れる方向の皮膚を保護できます（図3-❶）。
- 皮膚保護剤を貼るときは、ドレーン挿入部から5mm程度離して貼付します（図3-❷）。
- 排液を含むと皮膚保護剤が膨潤しドレーン挿入部を塞いでしまう恐れがあるので、ドレーン挿入部と皮膚保護剤の隙間には粉状皮膚保護剤を散布します（図4）。排液を吸収しゲル化した粉状皮膚保護剤が隙間を埋めます。ただし、多量に散布すると、ドレーン挿入部を塞いでしまうことがあるので注意しましょう。

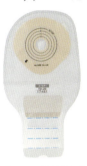

ユーケアー®・TD20（アルケア株式会社）

- 皮膚保護剤部がやわらかく、やや凹凸のあるドレーン周囲の腹壁にも追従がよいため、細かく切るなどの複雑な手技を省くことができる

図1　使用したストーマ装具

①ストーマ装具の皮膚保護剤部と袋の部分を切り離す

②袋部分を外した皮膚保護剤をさらに半分にカットし面取り（→）する

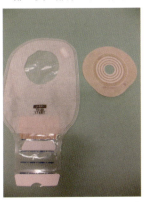
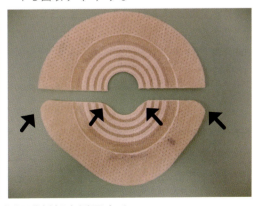

図2　ストーマ装具の皮膚保護剤部を活用する

ドレーンのトラブルケア

❶ドレーン挿入部の周囲を3〜9時の方向に貼付することで、腹部のたるみやしわにも沿うので漏れる方向を保護できる

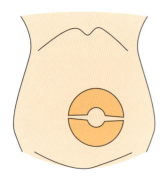
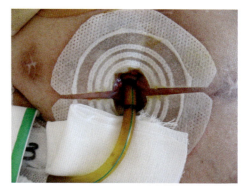

❷ドレーン挿入部から5mm程度離して貼付する

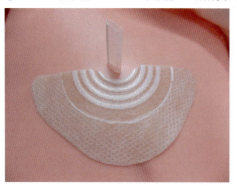
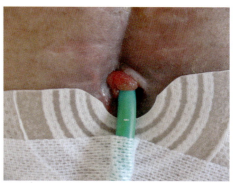

図3　皮膚保護剤の貼付位置

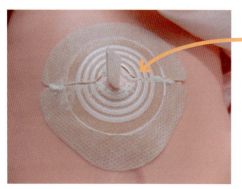

ドレーン挿入部と皮膚保護剤の隙間には、粉状皮膚保護剤を散布する。ただし多すぎるとドレーン挿入部を塞いでしまうことがあるので注意する

図4　ドレーン挿入部と皮膚保護剤の隙間に粉状皮膚保護剤を散布

2．皮膚保護剤貼付部分の保護

- 皮膚保護剤貼付後、ガーゼをそのまま当てて保護すると、貼付した皮膚保護剤よりも広い範囲にガーゼが当たり排液が皮膚に接触する可能性があります。
- 排液を吸収したガーゼは、毛細血管現象により染み込んで広がっていきます。排液量が多い場合では、あっという間に皮膚障害の範囲が拡大し悪化してしまいます（図5）。そこで、ガーゼをさばき、ドレーン挿入部に軽く巻き付けて保護するようにしました。巻き付けたガーゼは、貼付した皮膚保護剤部の範囲内で収まるようにします（図6）。

PART2 WOCナースのケアの"ワザ"

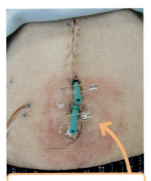

保護していた4つ折りガーゼの部分に合わせて、皮膚障害がみられる

図5 保護していたガーゼに排液が染み込み皮膚障害が発生した

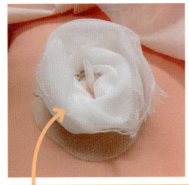

・ガーゼをさばき、ドレーン挿入部に軽く巻き付け保護する
・巻き付けたガーゼは、貼付した皮膚保護剤部の範囲内で収まるようにする

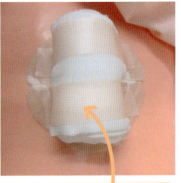

テープで止める際、皮膚保護剤部の範囲内でテープを貼付できるとよりよい

図6 ガーゼを巻き付けて保護

- そうすることで、ガーゼが汚染された場合でも皮膚保護剤の範囲内に汚染がとどまるので皮膚障害の悪化や拡大を防ぐことができます。ガーゼの交換は皮膚保護剤部の範囲内で、範囲を超える前に行います。できれば2分の1〜3分の2程度の汚染で交換できるとよいでしょう。夜間など、睡眠を妨げないように交換の間隔を配慮することも大切です。

ナースのワザ

2 板状皮膚保護剤をカットして敷石状に貼付する

- 2cmにカットした板状皮膚保護剤を、ドレーン周囲に敷石状に貼付します（図7）。
- 排液で膨潤した場合や剥がれた場合には、その部分のみを交換することができるため、すべて交換する手間が省けます。
- 「ナースのワザ①」と同様、皮膚保護剤の隙間に粉状皮膚保護剤を散布し、ガーゼも皮膚保護剤の範囲内に収めます。

（黒木さつき）

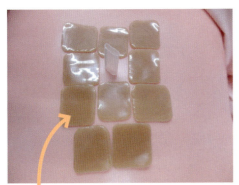 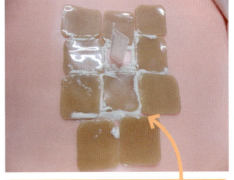

2cm角にカットした皮膚保護剤を、ドレーン周囲に敷石状に貼付する

排液で膨潤した場合や剥がれた場合には、その部分のみを交換することができる

図7 板状皮膚保護剤を小さくカットして敷石状に貼付

ドレーンのトラブルケア

事例② 術後よりドレーン刺入部からの滲出液の漏れ（腹水）がみられた

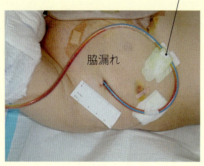

渗出液によりガーゼが汚染され色がついている

脇漏れ

 ナースのワザ

 板状皮膚保護剤を利用して、滲出液の漏れから皮膚を保護する

- 皮膚の健康を維持することが、皮膚障害予防の基本的なケアになります。
- 皮膚障害発生のリスクをもつ患者に対して、皮膚の健康を引き起こす要因を考え、皮膚障害予防の対策を実施することが必要です。
- 滲出液からドレーン刺入部周囲の皮膚を保護するためには、滲出液が皮膚に直接接触することを避ける必要があります。
- 皮膚保護の方法には、軟膏、皮膜剤、皮膚保護剤などがありますが、本事例では板状皮膚保護剤を選択しました（図8）。
- 板状皮膚保護剤は硬さがあるため、貼付する際に配慮する点があります。それは、患者の活動を妨げないように貼ることです。
- 皮膚障害を防止することはできても、可動域が妨げられ患者に不快感を与えるようでは患者の利益にはならないでしょう。そのような状況にならないためにも、腸骨や肋骨など骨突起部を避けて貼ることを心がけることが大切になります。

バリケア ウェハー（コンバテック ジャパン株式会社）

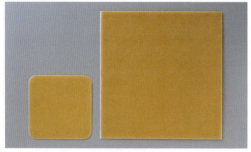

- 合成系皮膚保護剤で、親水性コロイド粒子と疎水性コロイド粒子からなる皮膚粘着面をもつ
- 乾いた皮膚によく密着し、不感蒸泄に影響を受けながら湿性・粘性の粘着機能を発揮するので、汗などで剥がれることがなく、健康な皮膚面には2週間ほど安定した密着が得られる
- 皮膚粘着面のpHが弱酸性で皮膚と同じであり静菌作用が期待される

図8 使用した皮膚保護剤

❶腹腔ドレーン刺入部から前腸骨稜の距離を測定する

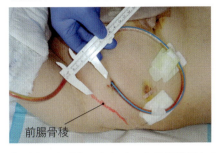

前腸骨稜

❷測定した長さに合わせて皮膚保護剤をカットする

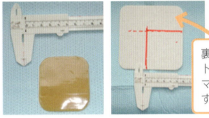

裏面にカットラインをマーキングする

❸皮膚保護剤の中心に穴を開ける（ドレーン刺入部より2〜3mm大きく）

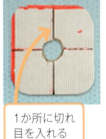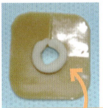

1か所に切れ目を入れる

開けた穴の周囲に練状皮膚保護剤を充填する

図9　板状皮膚保護剤の準備

- まず、腹腔ドレーン刺入部から前腸骨稜の距離を測定します（図9-❶）。
- 次に、測定した長さに合わせて板状皮膚保護剤をカットします（図9-❷）。
- 板状皮膚保護剤の中心に、ドレーン刺入部より2〜3mm大きく穴を開け、1か所に切れ目を入れます。また、装着時の隙間を埋める目的で、開けた穴の周囲を練状皮膚保護剤で充填します（図9-❸）。
- 皮膚に貼布する際は重力を考慮し、滲出液（腹水）が切れ目を入れた部位に流れないよう、切れ目を入れた部位を上にします（図10）。最後に、ガーゼで覆い、フィルムドレッシングで固定します（図11、12）。　　　（中村公子）

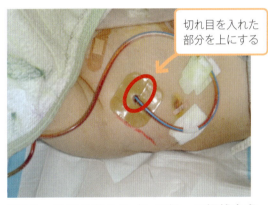

切れ目を入れた部分を上にする

図10　前腸骨稜のラインに沿って板状皮膚保護剤を貼付

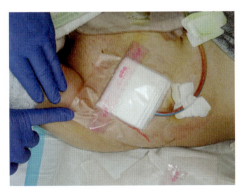

図11　フィルムドレッシングでガーゼを固定

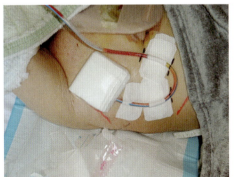

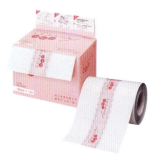

- ガーゼ全体を固定でき、凹凸にぴったりフィットし、通気性がよく、汚染状況を可視化できる

図12　使用したフィルムドレッシング

症例①の参考文献

1. 加瀬昌子：術後患者のスキンケア（離開創，瘻孔）．日本創傷・オストミー・失禁管理学会 編，スキンケアガイドブック．照林社，東京，2017：165-171．
2. 清水潤三，曽根光子：皮膚のトラブルは長期留置，滲出液の多い場合に要注意！はじめてのドレーン管理．メディカ出版，大阪，2017：22-25．
3. 江幡智栄：皮膚保護材．田中秀子 監修，すぐに活かせる！最新創傷ケア用品の上手な選び方・使い方 第3版．日本看護協会出版会，東京，2015：129-143．

症例②の参考文献

1. 日本看護協会 認定看護師制度委員会 創傷ケア基準検討会 編著：瘻孔・ドレーンのケアガイダンス．日本看護協会出版会，東京，2006．

そのほかの創傷管理
瘻孔管理

山坂友美

通常は、表1のようなパウチングの基準をもとに、パウチングでの瘻孔管理を行うことがあります。まずは通常行う瘻孔ケアについて解説し、ケア方法を紹介します。

表1 瘻孔ケアにおけるパウチングの基準

- 排液が100mL/日を超える瘻孔
- ガーゼドレッシングなどの交換が1日3回以上必要
- 排液が30〜50mL程度でも、悪臭がある場合
- 排液量を正確に測定したい場合
- 瘻孔の近くに縫合創などがあり、汚染の可能性がある場合

加瀬昌子：術後患者のスキンケア（離開創、瘻孔）．日本創傷・オストミー・失禁管理学会 編，スキンケアガイドブック，照林社，東京，2017：169．より引用

ナースのワザ 1 通常行う瘻孔ケアにおけるパウチングのコツ：パウチング初心者へのアドバイス

- 瘻孔の外縁より3〜5mm程度大きめに穴あけを行うと、排液が面板の下に潜り込みにくく漏れにくいです（図1）。
- 皮膚の露出部分に皮膚障害が生じやすいため、漏れがないようにします。
- 皮膚の露出部分に粉状皮膚保護剤や用手成形皮膚保護剤を使って保護します。
- 瘻孔周囲の皮膚にしわや凹凸がある場合や、交換間隔を延長したい場合は用手成形皮膚保護剤を併用するとよいでしょう（図2、表2）。

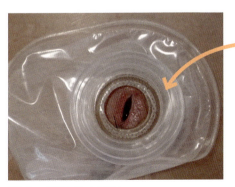

瘻孔の外縁より3〜5mm程度大きめに穴あけを行うと、排液が面板の下に潜り込みにくく漏れにくい

図1　装具の穴開け

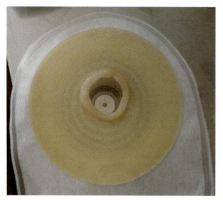

- 吸水性、耐水性により排液から皮膚を保護する
- 瘻孔周囲の凹凸を埋め、近接部の密着を高める

図2 用手成形皮膚保護剤の使用目的

表2 穴あけした全周に使用する用手成形皮膚保護剤の例

製品名	価格
アダプト皮膚保護シール スリム（株式会社ホリスター）	1枚 250円
ブラバ プロテクティブシール（コロプラスト株式会社）	1枚 300円
Cohesive® イーキンシール スリム（イーキンジャパン株式会社）	1枚 450円

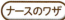

2 ストーマ装具を半分に切り、排液を受けるポケットをつくる

- 図3は、咽頭と交通する自然瘻孔が形成された下咽頭がん再発の患者です。経口摂取時に瘻孔から食べたものと唾液が流出し、瘻孔周囲の皮膚障害と、瘻孔より下にある永久気管孔への垂れ込みが問題となっていました。
- 患者・家族、病棟看護師、医師から、図3のよ

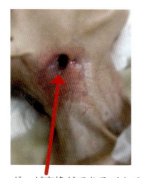

ケアへの希望

患者・家族
- 不安だった"食事摂取後の永久気管孔への垂れ込み"を防止したい

病棟看護師
- 誰でもできる方法で管理したい

医師
- 瘻孔の処置（ガーゼ交換）が毎日できるようにしたい

ガーゼ交換ができるパウチング法のような管理がしたい

図3 咽頭と交通する自然瘻孔が形成された下咽頭がん再発例

うなケアへの希望がありました。そのため全員で話し合い、それぞれの希望をトータル的に考えてパウチング法を応用しケアを行いました。
- この患者は、医師により1日1回、瘻孔部の出血を最小限にするためのガーゼを詰める処置が必要でした。
- 瘻孔からの排液量を考えると、パウチングしたい状況です。通常、毎日瘻孔部の処置が必要な患者にパウチングを行う際は、窓付き装具などを利用する必要があります。
- しかし、窓付き装具では、顔に袋が当たり患者の不快感があること、窓付きであっても開く部分が狭く、医師が処置をしにくいため選択できませんでした。
- この症例では、永久気管孔への垂れ込み防止と処置のしやすさを優先し、ストーマ装具は排液を受けるポケットの役割が果たせればよいと考えました（図4-❶）。
- 頸部や瘻孔の状態に適した装具（ここではアクティブライフ®ドレインパウチST-2〈図5〉を使用）を縦半分にカットし、瘻孔からの排液を受け止める向きで貼付します（図4-❷）。
- 貼付する際のポイントは、排液が面板の下にももぐりこまないように、瘻孔径より5mm～1cm

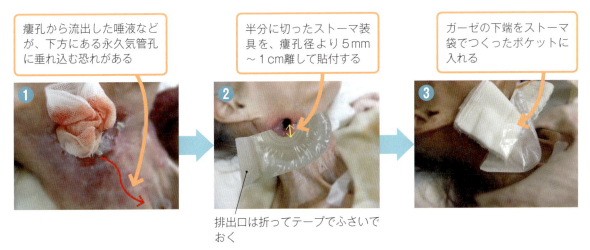

図4 ストーマ装具を半分に切り排液を受けるポケットをつくる

アクティブライフ®ドレインパウチST-2
（コンバテック ジャパン株式会社）

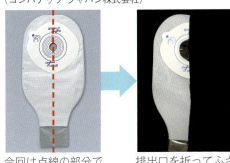

- 面板がやわらかく凹凸のある頸部でも追従しやすい
- 価格が安い（1枚270円〈30枚/箱、8,100円〉）
- 短期交換用で剥離刺激が少ない（すでに皮膚障害が生じていたため）

図5 使用した製品

瘻孔管理 | 97

表3 凹凸がある部位、貼付面積が少ない部位に使用できる装具

製品名	価格	選択の理由
ユーケアー®・D（フィルターなし）（アルケア株式会社）	1枚240円（30枚／箱、7,200円）	●薄くてやわらかい装具のため追従しやすい ●安価
サージドレーン・ジッパー（Mサイズ）（アルケア株式会社）	1枚600円（10枚／箱、6,000円）	●窓つき装具で処置が可能
バリケア® ワンピース ドレインパウチ小児用（コンバテック ジャパン株式会社）	1枚432円（15枚／箱、6,480円）	●サイズが小さい、小児用ストーマ装具 ●安価
ウエルケア・ドレーン（Sサイズ）（アルケア株式会社）	1枚460円（5枚／箱、2,300円）	●瘻孔用の装具で、サイズの小さい製品 ●瘻孔用のため消化液に対する皮膚保護性がある
コロプラスト ドレイナージS（コロプラスト株式会社）	1枚600円（5枚／箱、3,000円）	

離して貼付することです。

●頸部の凹凸に追従するよう、皮膚のしわをのばした状態で貼付し、貼付後は手でやさしく押さえて密着させます。

●医師がガーゼを詰めたあと、瘻孔にガーゼを当て、その下端をストーマ装具でつくったポケットの中に入れます（図4-❸）。

●こうすることで、瘻孔からの排液が袋の中に溜まり、永久気管孔への垂れ込みを防げます。

●瘻孔内のガーゼ交換も、ストーマ装具を外すことなく実施できます。

●なお、頸部のように瘻孔周囲に凹凸があり貼付面積が狭い部位にパウチングを行うときには、**表3**のような製品も選択できます。

引用・参考文献

1. 加瀬昌子：術後患者のスキンケア（離開創，瘻孔）．日本創傷・オストミー・失禁管理学会 編，スキンケアガイドブック，照林社，東京，2017：169.
2. 日本看護協会 認定看護師制度委員会 創傷ケア基準検討会 編著：瘻孔・ドレーンのケアガイダンス．日本看護協会出版会，東京，2006.
3. 中川ひろみ：瘻孔のケア．松原康美，蘆野吉和 編：がん患者の創傷管理．照林社，東京，2007：84-85.

そのほかの創傷管理
足趾の潰瘍とフットケア

小林智美

体のほかの部位に比べて、ちょっと見逃しがちかもしれない「足の先（足趾）」。靴下を履いていても、足は汚れやすい場所で、汚れをそのままにしておくと潰瘍や白癬症をまねきます。

本項では、保護が難しい部分に潰瘍ができたときや、潰瘍につながる圧迫を防ぐ方法を紹介します。

事例① 足趾間の潰瘍への対応

足趾が変形してしまうと、寝たきりや、きつい靴を履くことで足趾がずっと接したままになります。そうなると、足趾の骨どうしがぶつかり合ったり、爪が隣の足趾にくい込んだりして、足趾の間に潰瘍ができることがあります。

潰瘍に対して軟膏を塗ってガーゼ保護をする場合、しっかり固定しないと靴下を脱ぐ際に外れてしまいます。また、ガーゼは目が粗いので、ずれたときに摩擦でほかの部位に傷ができることがあり、管理が難しい部分もあります。

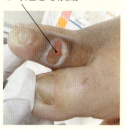

足趾の骨のぶつかり合いや、爪のくい込みで起きる潰瘍

ナースのワザ

1 シリコーン粘着材を使用した創傷被覆材を挟む

- シリコーン粘着材を使用した創傷被覆材を足趾の間に挟んで除圧と潰瘍の治療を行うと、事例①の問題は解決されます（図1）。この事例では、クッション性も優れているハイドロサイト®ジェントル銀（図2）を使用しています。
- シリコーン粘着材を使用した創傷被覆材を用いた理由は、脆弱となった皮膚がこれ以上傷つかないようにするためです。創傷被覆材剥離時に、やさしく剥がせるものがいいでしょう。
- 足趾間は面積が小さいので、貼付の際は、あえて製品にある周囲のテープは切ってしまうこともあります。
- 関節が硬くなって、足趾間に何かを挟むことだけでも痛みが生じ苦痛を伴います。無理やり足趾間を開くと痛みが伴うため、指を前後にずらして創部をみるようにします（図3）。

足趾の潰瘍とフットケア | 99

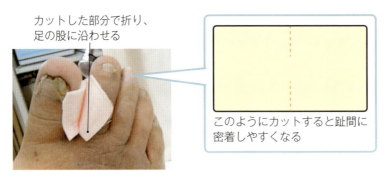

図1 足趾間の潰瘍に対する創傷被覆材の貼り方

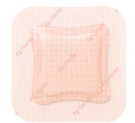

ハイドロサイト® ジェントル 銀
(スミス・アンド・ネフュー株式会社)

- カットして使用した場合に、中身がばらばらに飛び出さない
- ポリウレタンフォーム材のため、やわらかくクッション性がある
- 銀含有のため抗菌効果もある

こちらも使える！
・エスアイエイド®
（アルケア株式会社）

図2 使用した創傷被覆材

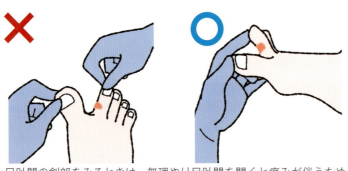

足趾間の創部をみるときは、無理やり足趾間を開くと痛みが伴うため、足趾を前後にずらすようにする

図3 足趾間は前後にずらす

- 創傷被覆材を使用する際は、潰瘍に感染徴候がないかを確認してから使用しましょう。感染徴候がある場合は、ヨウ素含有軟膏（カデックス®軟膏）やアクアセル®Agとガーゼを組み合わせるなど、閉鎖環境にせず、軟膏やトップドレッシングを使用する被覆材で対応することが一般的です。医師と連携して判断しましょう。

PART2 WOCナースのケアの"ワザ"

> **事例②　靴下を履くと足趾に跡がつく場合**
>
> Ⓐの写真の線は、何だと思いますか？　これは、靴下の内側の縫い目が皮膚を圧迫した跡です。
>
> 市販の靴下の内側には、たいてい縫い目があります（写真Ⓑ）。糖尿病や虚血肢の場合、こんなささいな圧迫でも潰瘍を発症します。
>
> 足の変形があれば、なおのこと縫い目が当たりやすくなります。足浴をするときなどにしっかり観察し、早期発見・ケアを行いましょう。

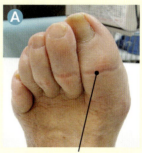
線状の跡がついている

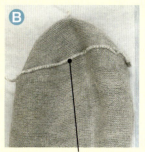
靴下を裏返すと、縫い目が出っ張っている

ナースのワザ

1　靴下を裏返すか、縫い目のない靴下を利用する

- 患者ごとに合った靴を履くことはもちろん大事ですが、靴下選びも大切です。
- 靴下を裏返して履くように指導しましょう（図4）。素材はやわらかい綿がお勧めです。締めつけないものがよいでしょう。
- 最近では、足を守るように、形状や素材が工夫された専用の靴下も販売されています（図5）。

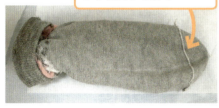
この縫い目が当たらないよう裏返して履く

図4　靴下を裏返す

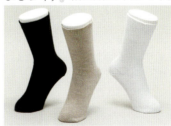

まもっくす®（株式会社カネカメディックス）

- つま先に縫い目がなく内側の凹凸がないため、皮膚に負担がかかりにくく、爪への引っかかりも防ぐ
- はき口はゴムなし構造（特殊編技術）で締めつけ感がなく、足全体をやさしく包み込む
- 特許繊維である純銀の糸「ミューファン®」を使用し、抗菌性・防臭性に優れる
- ドラロン®綿を使用し、吸汗性に優れ乾きやすい

・サイズは、S（22〜24cm）、M（24〜26cm）、L（26〜28cm）の3種
・カラーは白、黒、ベージュの3色

図5　足を守る靴下

足趾の潰瘍とフットケア　101

そのほかの創傷管理
自壊創、感染創のにおい管理

黒木さつき

褥瘡やがんの自壊創（図1）などでの創傷のにおいや、尿・便などベッドサイドでのにおいが気になり、問題となる場合があります。スキンケアや環境調整など、においへの対策を講じていても、管理に難渋することがあります。

本項では、消臭剤を使用し、少しでもにおいを防ぐことや軽減させるための対策を紹介します。

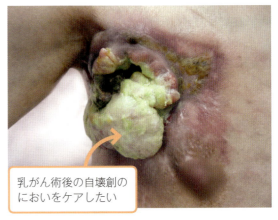

乳がん術後の自壊創のにおいをケアしたい

図1　乳がん術後の自壊創

ナースのワザ

1　ガーゼにスプレーして、創からのにおいを防ぐ

- ケアや処置の後、保護するガーゼやパッドに直接、消臭剤を用います（図2、3）。
- 3～5秒ほどまんべんなくスプレーし、使用します。

消臭剤をガーゼに直接、3～5秒スプレーする

スプレーした面を創に当てて使用する

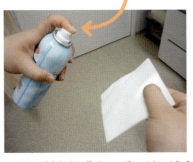
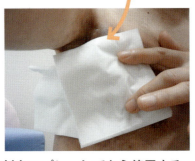

図2　創を保護するガーゼに消臭剤をスプレーしてから使用する
※写真では旧パッケージのものを使用

PART2　WOCナースのケアの"ワザ"

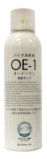

バイオ消臭剤OE-1（オーイーワン）
（有限会社バイオフューチャー）

- 長時間においを防ぐうえに、天然成分で環境にもやさしく、100%生分解性
- 香料が含まれた消臭剤を使用すると、においが混ざり合いかえって不快なにおいになるため、無香料のものがよい

こちらも使える！
- デオール消臭・除菌スプレー（コロプラスト株式会社）
- ニオフ消臭スプレー（コンバテック ジャパン株式会社）

図3　使用した製品

2　除去したガーゼからのにおいを防ぐ

- 除去したガーゼやパッドなどに付着した滲出液からにおいが発生するため、そのガーゼなどに消臭剤を散布し、折りたたむなど小さくして、ビニール袋に入れてすぐに閉じます。除去したガーゼやパッドからのにおいの拡散を防ぎます。
- ビニール袋の中に消臭剤を散布すると、よりにおいを封じ込めることができます。
- ビニール袋以外でも、新聞紙に包むだけでも消臭効果が期待できます。

3　空気中にスプレーし、室内のにおいを抑える

- ケア中だけでなく、ケア後もにおいが病室に充満しないよう、療養環境への配慮も必要です。
- 保護するガーゼやパッドだけでなく、空気中にスプレーすることでも効果があります（図4）。

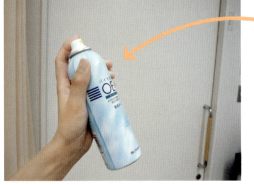

まんべんなく広がるようにスプレーする

図4　空気中にスプレーして室内のにおいを抑える

参考文献
1. 松原康美, 蘆野吉和 編：がん患者の創傷管理 症状緩和ケアの実践. 照林社, 東京, 2007.

自壊創、感染創のにおい管理　103

コラム　こんな場面でも使える！

黒木さつき

消臭スプレーを使用した方法は、下記のような場面でも役に立ちます。

● 下肢切断部の創感染

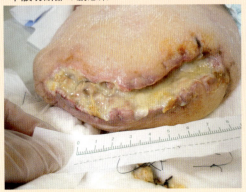

● 血流障害による感染

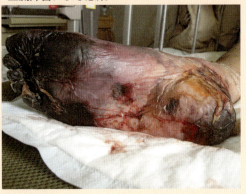

プラスアルファ +α　においの評価のしかた

黒木さつき

- においは主観的で個人差があり、表現も人によりさまざまで、評価しにくい現状があります。
- においの程度を現す際に、共通の表現を用いることで評価しやすくなります。嗅覚測定法（官能試験法）の1つに「6段階臭気強度表示法」（表1）という評価方法があり、日本では環境省環境管理局から出ている『臭気指数規制ガイドライン』でも用いられています。
- これを使用することで、スタッフ間でも評価結果を共通認識でき、ケア内容の修正がしやすくなります。また、評価結果に合わせたケア内容をそれぞれの施設で定めることもできます。

表1　6段階臭気強度表示法

0	無臭
1	やっと感知できるにおい（検知閾値）
2	何のにおいであるかわかる弱いにおい（認知閾値）
3	楽に感知できるにおい
4	強いにおい
5	強烈なにおい

環境省環境管理局：臭気指数規制ガイドライン．(http://www.env.go.jp/air/full_1003.pdf) より改変して転載

PART

3

これならできる！
褥瘡・創傷ケア

ハイリスク患者の褥瘡予防
骨突出が著明なとき

沼田貴子

骨突出部が複数あり隙間ができやすい。皮膚は薄く、やわらかい状態

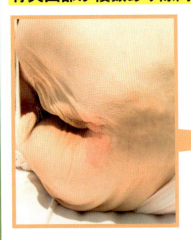
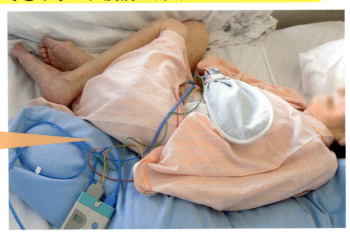

- 認知症で意思疎通が困難な患者
- 痩せ型で複数個所に骨突出部がみられる
- 年齢的な皮膚の弾力性の低下がみられる
- 自力での寝返りや除圧行動は困難で、自然に膝を屈曲させた姿勢になりやすい。関節拘縮はない
- 小さく足を動かし、丸まった姿勢のまま身体の位置がずれやすい

姿勢の特徴などから、患者にとっての好発部位を考える

　皮下脂肪が少なく骨の突出部が複数個所にみられるため、ベッドと下肢、または下肢どうしで接触する部位に隙間が生じやすく、姿勢の安定が得られない状況です。足を小さく動かしているのは、リラックスできていないことが関与している可能性があります。

　姿勢の不安定さやつらさ（苦痛）は、接触部の圧迫、摩擦やずれによる負担を生じるだけでなく、心理的ストレスをまねくことにもなります。色素沈着や部分的に乾燥している部位、あるいは褥瘡の痕跡などがないかを確認し、姿勢の特徴や、その患者にとっての好発部位を考えます。

やわらかく厚みの調整ができるクッションを用い、段差のない安定した姿勢をつくる

　隙間の形状や骨の凹凸に沿わせて、厚みの調整ができるやわらかいクッションを選択します。痩せていて骨の凹凸がわかるような場合は、形状が固定化されたクッションでは骨突出部で身体を支えることになり、部分圧の上昇により接触部に負担が生じやすくなります（図1）。

PART3　これならできる！　褥瘡・創傷ケア

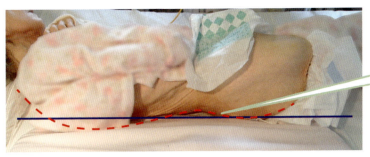

図1　骨突出がある患者に形状が固定化されたクッションを使用した場合

・自然な屈曲姿勢を保ちつつ、凹凸に沿わせてクッションを入れ、姿勢が安定するように支える

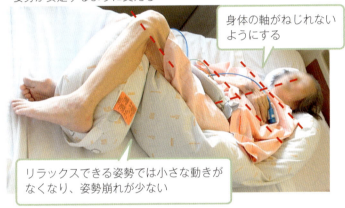

図2　側臥位でのクッションの入れ方と体軸の整え方

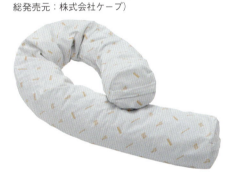

■使用したクッション
ロンボ ポジショニング ピロー＆クッション
スネーククッション
（輸入元：ラックヘルスケア株式会社、
総発売元：株式会社ケープ）

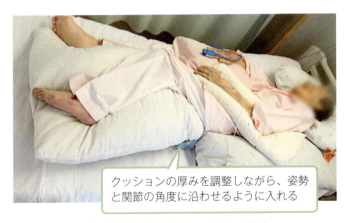

図3　ロングタイプのクッションがない場合

　クッションの入れ方を2通り紹介します。1つは、段差なく接触部を連続してサポートできるロングタイプのクッションを使用する方法です（図2）。もう1つは、やわらかい複数のクッションを組み合わせて、中身の厚みを調整して姿勢と関節の角度に沿わせるようにして使用する方法です（図3）。

　いずれの場合も、クッションの重さで窮屈感が生じないように、軽いタイプで底付きしにくいものを使用します。

骨突出が著明なとき　|　107

骨突出が強いため、側臥位では反対側の突出部に負担が生じない角度を考慮します。患者の自然な関節可動域を考慮して、隙間に合わせて厚みを調整してクッションを沿わせます。上半身と下半身の角度がねじれないように、できるだけ体軸と左右のバランス、関節の自然な屈曲位や拘縮の角度を考えて整えます（図3、表1）。

寝返りが打てない場合、圧切替型エアマットレスが有用

骨突出や皮膚の弾力性の程度によって、接触部が受ける負担に差があります。そのため、マットレスの硬さ、体位変換間隔や姿勢の角度を定期的に評価しながら対応策をとっていく必要があります。

高齢で骨突出が強い場合や、自分で寝返りができない場合に圧切替型エアマットレス（図4）を選択します。エアマットレスの種類によって、適切なモードを設定する必要があります。

骨突出が強く、痩せ型で皮膚の弾力性が低いた め組織耐久性が低いと判断し、側臥位は浅い角度で、凹凸部をやわらかいクッションで支えて、突出部の部分的な圧迫の上昇を防ぎます。

体位変換時には、接触部と骨突出部の皮膚の異常、シーツや衣類などのしわも含めた姿勢くずれの程度を観察し、姿勢とタイミングを調整します。

また、接触部の体圧が40mmHg以下となっているかを評価します（図5）。褥瘡予防対策として体圧分散寝具が必要な患者のめやすは、仰臥位仙骨部圧が40mmHg以上といわれています。そのため、40mmHg以下をめやすとして調整することがよいとされています。

脆弱な皮膚の保護のため、摩擦・ずれに備えたケアを行う

1．皮膚へのケア

脆弱な皮膚を保護するために、摩擦力やずれ力を低減する取り組みが必要です。

1）保湿・撥水効果のあるクリームで保護

皮膚の乾燥は摩擦力を高めます。そのため、保湿ケアで皮膚の弾力性を維持し、損傷を予防します。保湿剤は、角質層に浸透しやすく持続性があるものを選択します。

仙骨部など失禁による湿潤環境にある部位は、皮膚が浸軟しやすく、外力による負担が増強しやすくなります。そのため、保湿と撥水効果のあるクリームを選択します（図6）。

表1　適切な姿勢をつくるためのポイント

①関節の動き、向きに逆らわない
②力が抜けたときの自然な屈曲角度に沿わせる
③リラックスできる姿勢に沿わせる
④クッションとクッションの間に隙間をつくらず、連続して使用する
⑤基底面積を広くとる（姿勢を安定させ、時間経過でくずれないように）

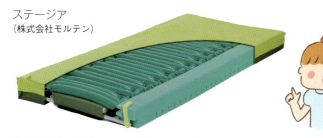

ステージア
（株式会社モルテン）

図4　圧切替型エアマットレスの例

事例の患者さんは骨突出が強いが、小柄で体重が少ないため、13cmの厚みの2層式圧切替型で対応可能

PART3 これならできる！ 褥瘡・創傷ケア

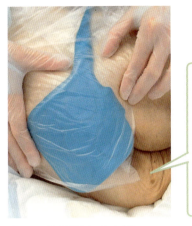

- 骨突出部に生じる圧迫の程度を数値で評価する（写真ではパームQを使用して測定）

パームQ
（株式会社ケープ）

【体圧が高い場合】
①骨突出部の沈み込みの程度を確認し、マットの硬さ・やわらかさが合っているか見直す
②骨突出部周囲を支えるクッションの厚みや接触面積を見直す
③基底面積を広く、身体全体を均等に支えられるようにする

図5　体圧測定の方法

リモイス®バリア
（アルケア株式会社）

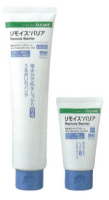

図6　保湿・撥水効果のある皮膚保護クリームの例

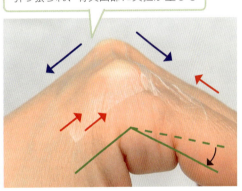

関節を少し曲げただけでもフィルムが引っ張られ、骨突出部に負担が生じる

図7　関節にフィルム材を貼付する場合の注意点

　今回は、保湿力があり撥水効果も得られ、刺激が少ない弱酸性で、伸びのよいリモイス®バリアを使用しました。失禁量が多い場合は、保湿力と撥水性が高い3M™キャビロン™ポリマーコーティングクリームなども使います。

2）脆弱な皮膚では、骨突出部の予防的なフィルム材の貼付は適さない

　皮膚が薄く、簡単にしわが発生するようなやわらかい状態では、交換時に剥離刺激が加わった場合や、体動によりフィルムがめくれた場合に皮膚損傷のリスクがあるため、予防的なフィルム材の貼付は避けます。

　皮膚の弾力性がある骨突出度が低い患者では、予防的にフィルム材を使うことも選択肢の1つですが、フィルムの硬さや関節の動きを考慮しないと、骨突出部の角度が変化する際、皮膚の伸展を妨げて圧迫が生じるため注意が必要です（図7）。

2．物品の選択

　皮膚の状態に合わせて、クッションや衣類など、触れるものの素材を負担が少ないものにします。
　また、体位変換時は、骨突出部を含めた接触部に、強い摩擦やずれが生じないよう注意します。背部・腰部・下腿など接触面に「ずれ」を起こさ

骨突出が著明なとき　109

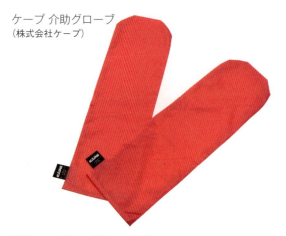

ケープ 介助グローブ
（株式会社ケープ）

図8 摩擦・ずれの予防に用いる用品

ないようにするため、必要時はポジショニンググローブを使用します（**図8**）。

参考文献
1. 須釜淳子，真田弘美，中野直美，他：褥瘡ケアにおけるマルチパッド型簡易体圧測定器の信頼性と妥当性の検討．褥瘡会誌 2000；2（3）：310-315．
2. 田中マキ子：Part4 褥瘡を防ぐために一番大事な体圧管理．ガイドラインに基づく まるわかり褥瘡ケア．照林社，東京，2017：34-48．

ハイリスク患者の褥瘡予防
浮腫が著明なとき

沼田貴子

浮腫のある皮膚は、乾燥しやすく、摩擦に弱い

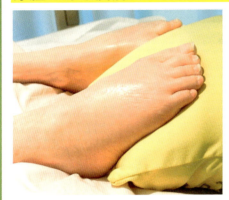

- 足部（足首〜足先）にみられる浮腫。皮膚が伸展して引き伸ばされている
- 浮腫の程度は、触るとやわらかく、指で押すと跡が残り、すぐにもとに戻らない
- 皮膚は乾燥しており、足を動かすと膜が張ったように皮膚表面が突っ張ってみえる
- 自分で足を動かすことができず、接するものによる跡が残りやすい
- 踵部では、接触部に短時間で圧迫による丸みの変形がみられる

体位変換で浮腫の変動を考慮し、圧迫予防と保護を行う

　浮腫（edema）とは、細胞外液、特に組織間質液が増加している状態をいいます。浮腫は全身性と局所性に発生するものがあり、原因によって発生部位や程度が異なります。低蛋白血症による浮腫は、みかける機会が多いでしょう。

　浮腫がみられるときは、同一体位が続くと重力の関係から下側に浮腫をまねくため、姿勢による浮腫の変動を考慮しつつ圧迫予防と保護を行う必要があります。

皮脂を取り過ぎないように洗い、伸びのよいクリームで保湿

　浮腫のある皮膚は、菲薄で乾燥しやすく、圧迫や摩擦で亀裂などが生じやすくなります。亀裂による炎症や感染を予防するため、清潔にするとともに保湿ケアで皮膚の弾力性を維持し、亀裂を予防する必要があります。

1. 洗浄

　皮脂を取り過ぎないように熱い湯を避け、低刺激性の洗浄剤を泡立てて、皮膚を擦らずに泡のクッションで洗浄します。水分を拭き取る際は、吸水性がよくやわらかい不織布で押さえ拭きします。当院では、セントラーチ®Ⅱを使用しています（図1）。

　また、皮膚の負担軽減のために、保湿成分が含まれた拭き取りタイプの洗浄剤を活用するのもよいでしょう（図2）。

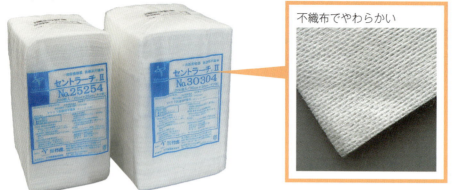

図1 水分の押さえ拭きに適した製品（医療用不織布）の例

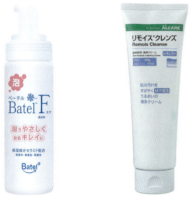

図2 保湿成分が含まれる拭き取りタイプの洗浄剤の例

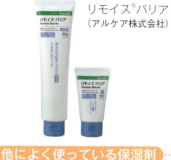

図3 やわらかく伸びのよいクリームの例

2. 保湿

　皮膚が乾燥していると摩擦係数が増えるため、保湿して皮膚障害を予防します。乾燥しやすい人は、角質層の水分保持機能とバリア機能が低下しています。角質層の水分保持を補うために、角質層に浸透しやすい角質細胞間脂質や天然保湿因子（natural moisturizing factor：NMF）を含む保湿剤（モイスチャライザー効果）を使用しましょう。また、水分がすぐに蒸発しないよう、皮脂膜と同じような油脂性の保湿剤（エモリエント効果）を使用すると、持続時間が長くなり効果的です。

　伸びのよいクリームを使用することで、クリームをなじませるときに生じる摩擦などの負担を軽減することができます。乾燥が強い時期は1日2～3回塗布し、症状が軽減したら回数を減らしていきましょう[1]。

　今回は、やわらかく伸びのよいクリームで、刺激の少ない弱酸性でヒアルロン酸ナトリウムを含み、保湿力が高いリモイス®バリア（図3）を使用しました。皮膚になじみ、塗布した後にべとつきません。擦らずに塗ることがポイントです（図

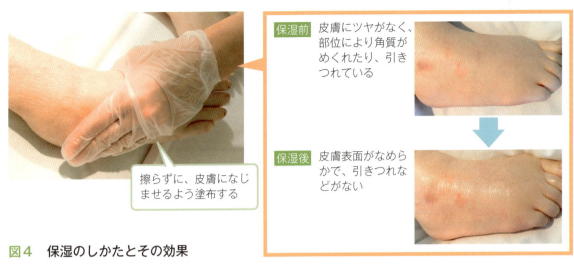

図4　保湿のしかたとその効果

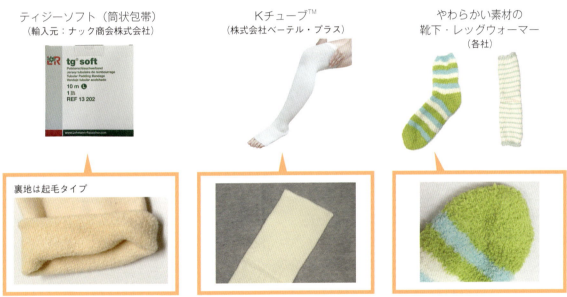

図5　しわになりにくく、滑りのよい素材の筒状包帯や靴下の例

4)。なお、皮膚どうしが密着する部位では、滑りのよい撥水クリームやオイルを使用します。

"しわになりにくく""滑りのよい"素材の靴下などを履く

浮腫によって菲薄した皮膚は、摩擦やずれで亀裂やスキン-テアを起こしやすい状況です。薄く弱い皮膚は、ベッド柵に軽くぶつけただけでも損傷や内出血を起こすことがあります。

摩擦やずれによる負担を避けるため、浮腫の凹凸になじみ、しわになりにくく、滑りのよいもので保護します（図5）。起毛タイプやフリース素材は、しわになりにくいです。触れるものの素材は、定期的に皮膚をみて評価します。

保護する場合は、足先から下腿全体を覆うことができる長さのもので保護します（図6）。締めつけ過ぎないように、負担がないサイズを選択し

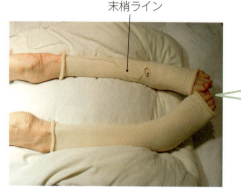

図6　保護のしかた

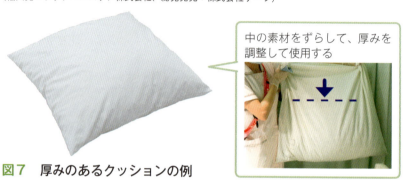

図7　厚みのあるクッションの例

ます。装着については、必ず医師と相談しましょう。

　また、テープなどの剥離刺激による皮膚の損傷や、損傷しやすい状況をつくらないよう医療用テープの使用は極力避け、ネット包帯や伸縮性包帯、ワンタッチ包帯（ワンタッチロール）などを使用するようにします。ただし、ネット包帯は跡がつくため、浮腫のある患者への使用には注意が必要です。

やわらかく底付きしない、厚みがあるクッションでサポート

　浮腫は組織間質液が増加している状態で、末梢への血流が不足しやすくなります。浮腫がある足は、その重さで踵への負担が増加します。また、浮腫による皮下組織の厚みがあるため、接触部に圧迫とともにずれが生じやすくなります。そこで、沈んでも底付きしにくく、やわらかく、肌触りのよいクッションを使用します（図7）。

　足先が伸びると踵がつぶれやすくなるため、足底をクッションで支えます。浮腫が増強しないよう、足先が低くなりすぎないように、クッションの厚みや挙上角度などを調整します。当院では、姿勢や下肢の自然な屈曲姿勢を考慮して、10度前後でクッションと組み合わせて調整しています（図8）。

　浮腫の原因によって対策が異なるため、医師と情報交換を行いながら実施することが大切です。

PART3 これならできる！ 褥瘡・創傷ケア

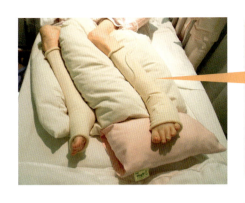
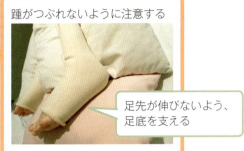

踵がつぶれないように注意する

足先が伸びないよう、足底を支える

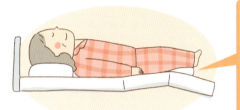

※クッションの下であれば、角度調節のためにバスタオルを入れてもよい

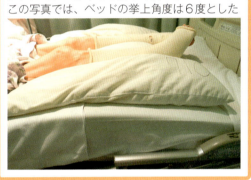

クッションの厚みを考慮して調整する。この写真では、ベッドの挙上角度は6度とした

図8　足先が低くなりすぎないようクッションの厚みやベッドの挙上角度を調整

引用・参考文献
1．清藤友里絵：高齢者のスキンケア．日本創傷・オストミー・失禁管理学会 編，スキンケアガイドブック．照林社，東京，2017：101．
2．間宮直子：浮腫．日本創傷・オストミー・失禁管理学会 編，スキンケアガイドブック．照林社，東京，2017：58-63．

浮腫が著明なとき　115

ハイリスク患者の褥瘡予防
殿部の浸軟が著明なとき

安西美智子

多量の泥状便により殿部全体の皮膚が汚染・浸軟している

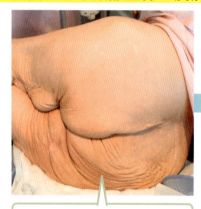

殿筋の萎縮、皮下脂肪の減少により皮膚と皮膚がくっついている

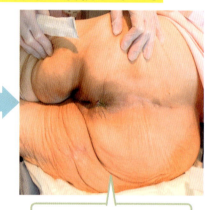

その皮膚を引き上げると……

- 腸炎による泥状便が多量にみられ、おむつ交換のたびに殿部全体が汚染する
- 皮膚はやわらかく、殿部の皮膚がお互いに密着するため、便が停滞しやすい
- 肛門近接部の皮膚に浸軟がみられる

排泄物の皮膚への付着を撥水クリームで予防する

おむつ内の環境は高温多湿です。失禁状態だったり水様便が皮膚に付着したままでは、皮膚が浸軟しやすくなります。浸軟した皮膚は、バリア機能が破綻し皮膚トラブルの原因となります。

排泄物を付着させない対策として、皮膚保護剤（撥水クリーム）を使用します（図1）。撥水クリームは、撥水性の被膜によって水分の侵入をブロックします。撥水クリームを使うときは、余分な水分を除去してから、便が接触する範囲よりも広範囲に塗布します。塗布回数は、排泄回数、排泄量をふまえて検討します。

また、ポリエステル繊維綿（図2）を使用すると、皮膚に尿や下痢便の水分を拡散することなく、おむつやパッドに吸収させ、殿部への付着を防止できます。

パッドの重ね使いを見直す

浸軟した皮膚は脆弱な状態であるため、便汚染を拭き取ることで生じる摩擦をできるだけ避ける必要があります。そのため、おしり用清拭剤（図3）を使用するなどして、やさしく拭き取ること

PART3 これならできる！ 褥瘡・創傷ケア

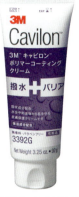
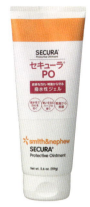
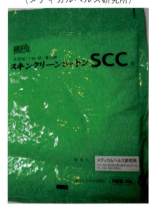

図1 排泄物の付着を防ぐ撥水クリームの例

図2 失禁をすばやく尿取りパッドやおむつに移行させる製品の例

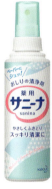

図3 おしり用清拭剤の例

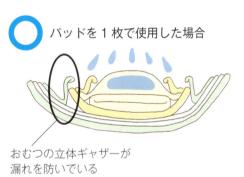

○ パッドを1枚で使用した場合

おむつの立体ギャザーが漏れを防いでいる

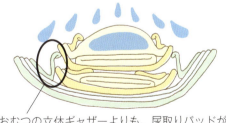

× パッドを2枚重ねた場合

おむつの立体ギャザーよりも、尿取りパッドが上にあるために、漏れやすくなる

図4 パッドの重ね使い

が大切です。

　また、パッドの重ね使いは、高温多湿の環境を助長するだけでなく、横漏れの原因となります（図4）。横漏れは、重ね使いによって排泄物が貯留するスペースを狭くしてしまうこと、おむつのギャザーより尿取りパッドが上になりやすいことが原因です。

　失禁量をアセスメントして、適切な吸収量のパッドを選択します。また、下痢や水分の多い軟便に対しては、便が目づまりしにくい構造の軟便専用パッド（アテントSケア 軟便安心パッドなど）を使用します。

殿部の浸軟が著明なとき 117

弱酸性の健康な皮膚を保つため、正しい洗浄と保湿を行う

正常な皮膚を保つためには、洗浄と保湿が重要です。

皮膚はpH4.5〜6の弱酸性です。高齢者の皮膚は、皮脂の分泌が低下しドライスキンに傾きます。洗浄力の強い洗浄剤の使用はドライスキンを助長させてしまうため、弱酸性の洗浄剤を使用します。

皮膚を清潔にする方法としては、洗浄剤をしっかり泡立て、皮膚面に圧を加えないように泡のクッションで洗います（図5）。洗浄後は、洗浄で減った皮脂膜を補うために、保護ができる油脂性の皮膚保護剤（図1）を使用します。

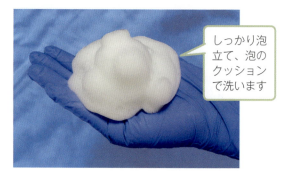

図5 泡タイプのものか、しっかりと泡立てた洗浄剤で洗う

しっかり泡立て、泡のクッションで洗います

参考文献
1. 日本創傷・オストミー・失禁管理学会 編：スキンケアガイドブック．照林社，東京，2017．
2. 溝上祐子，河合修三：専門的皮膚ケア．メディカ出版，大阪，2008：70-76．

ハイリスク患者の褥瘡予防
乾燥が著しく、保湿剤の効果がみられないとき

黒木さつき

①毎日の清潔ケア後に保湿ローションを使用していても皮膚の乾燥がみられる

保湿ローションと保護オイルを混ぜて使う

　保湿剤には、タイプにより**表1**の特徴があります。それぞれのよい点を生かすため、混ぜて使用すると役立つ場合があります。

　例えば、塗布する前に保湿ローションと保護オイル（**図1**）の2つを混ぜ合わせることで（**図2**）、乾燥した皮膚への水分補給を行いながら（主に保湿ローション）、閉じ込め（主に保護オイル）、水分量を維持することが期待されます。

　順番に塗るのではなく、混ぜ合わせるメリットは、乾燥した皮膚へもスムーズに浸透し、なじみがよいことです。また、時間の短縮にもつながります。

　上記の保湿剤を使用したところ、1週間後には乾燥が改善されました（**図3**）。

　ただし、それぞれの保湿剤は混合して使用する目的では製造されていません。そのため、混合することにより溶質や配合変化が起こったり、水分が出やすくなることもありますので注意が必要です。

表1　保湿剤のタイプと特徴

クリームタイプ	●角質層への水分補給を行い、皮膚の水分量を維持する
ローションタイプ	●角質層への水分補給を行い、皮膚の水分量を維持する ●伸びがよく、脆弱な皮膚へも負担をかけずに塗ることができる
保護オイル	●オイル成分の撥水作用により角質層の水分を閉じ込めて覆うことで、皮膚を保護する

■保湿ローション
セキューラ®ML
(スミス・アンド・ネフュー株式会社)
・さっぱりとしてべとつき感がない

■保湿ローション
ベーテル保湿ローション
(株式会社ベーテル・プラス)

■保護オイル
ソフティ 保護オイル
(花王プロフェッショナル・サービス株式会社)
・汚れと乾燥から皮膚を保護する

■保護オイル
バイオイル®
(小林製薬株式会社)

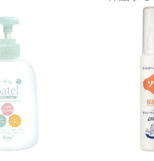
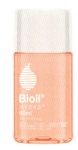

● そのほかの保湿ローション・保護オイルの例

保湿ローション	● ニベア スキンミルク しっとり（ニベア花王株式会社） ● ジョンソン® ボディケア エクストラケア ドライスキン 高保湿ローション（ジョンソン・エンド・ジョンソン株式会社） ● ベーテル™ 保湿ウォーター（株式会社ベーテル・プラス） など
保護オイル	● セキューラ®PO（スミス・アンド・ネフュー株式会社） ● ヴァセリン® オリジナル ピュアスキンジェリー（ユニリーバ・ジャパン株式会社） など

図1 保湿ローションと保護オイルの例

①保湿ローションと保護オイルを1プッシュずつ手のひらにのせる

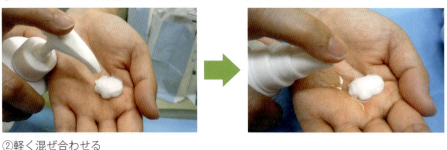

②軽く混ぜ合わせる

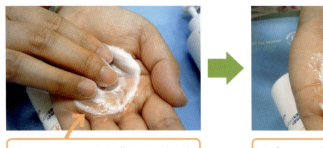
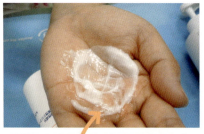

保湿ローションと保護オイルが一体化するまで混ぜる

1プッシュずつの量で、約片腕分の面積に塗布することができる

> **注意**
> それぞれの保湿剤は混合して使用する目的では製造されていないため、混合することにより溶質や配合変化が起こったり、水分が出やすくなることもあるので注意する

図2 保湿ローションと保護オイルの混ぜ合わせ方

PART3 これならできる！ 褥瘡・創傷ケア

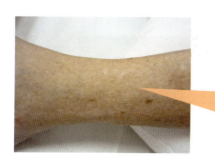

図3 ケア1週間後

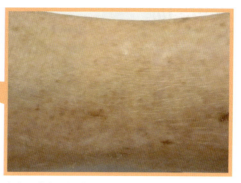

皮膚の乾燥が改善された

②保湿剤を塗布していても乾燥の改善がみられない

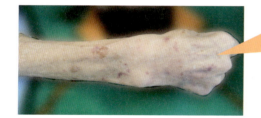
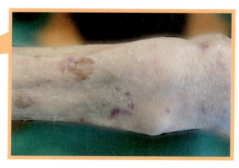

ビニール袋やラップなどを巻いて湿潤状態にする

　保湿ローションを塗布した後、オイルやワセリンなどを重ねて塗布します（図4）。その後、ビニール袋やラップなどで患部を覆い、皮膚と密着させます（図5）。

　5～10分程度そのままの状態にすることで、補った水分を閉じ込めて保持することができるので、パックのように乾燥した皮膚へ保湿剤が浸透しやすくなります。

　その結果、皮膚は滑らかになります（図6）。しかし、長い時間放置すると湿潤状態となり皮膚が浸軟するので気をつけましょう。その後、保湿ローションを塗り皮膚を整えます。

　部位によっては、ビニール袋やラップの代わりに、ポリエステルなどの合成繊維でつくられた厚手の手袋や靴下、プラスチック素材の手袋（図7）でも代用できます。ただし、綿は肌触りはよいですが、吸水性が高いため、内側の水分を吸って外側へ放散する性質があるので、塗布した直後の使用は控えましょう。

入浴時に保湿ケアを行う

　入浴後の保湿ケアの効果については知られていますが、入浴の際に同時に保湿ケアを行うことでも効果が得られます。

　皮膚の水分は皮脂膜、天然保湿因子（natural moisturizing factor：NMF）、角質細胞間脂質の働きによって保持されています。しかし、入浴すると一時的にそれらが変化し角質水分量が増えたのち、減少していくため皮膚の乾燥をまねきます。

乾燥が著しく、保湿剤の効果がみられないとき | 121

保湿ローションを塗布した後、オイルを重ねて塗布する

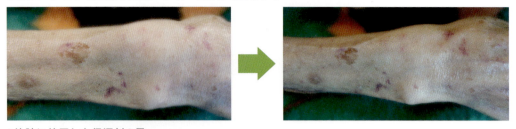

● 片腕に使用した保湿剤の量
・ローション：100円玉程度　・オイル：50円玉程度

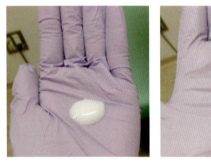
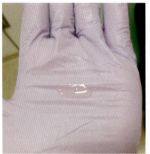

図4　保湿ローション塗布後にオイルを重ねて塗布

腕をビニール袋の中に入れ、皮膚と密着させて5〜10分待つ

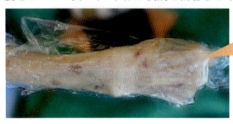
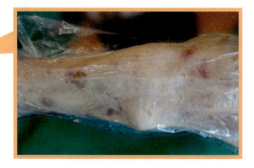

図5　ビニール袋をかぶせて少し待つ

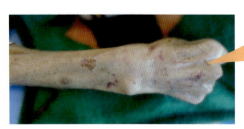
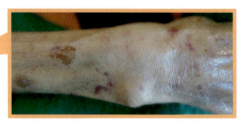

図6　5分パックした後　　皮膚が滑らかになった

PART3 これならできる！ 褥瘡・創傷ケア

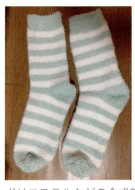
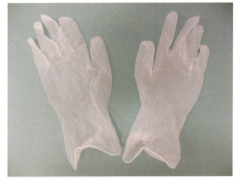

ポリエステルなどの合成繊維でつくられた厚手の手袋や靴下、プラスチック素材の手袋を使用してもよい

図7 ビニール袋やラップの代用品の例

　そこで、湯船から上がりタオルドライをした直後の、少し湿った皮膚に保湿剤を塗布します。保湿剤を塗布するときは浴室の中で行うことがポイントです。

　入浴により皮膚温も高くなるため保湿剤も伸びやすくなり、皮膚への浸透も期待できます。また、伸びやすいので皮膚へ負担をかけずに塗布することもできます。このような方法も保湿ケアに役立てることができます。

　なお、入浴中に保湿剤を使用する際は、感染対策の観点から、容器の中身が外気に触れにくいポンプタイプやチューブタイプのものがよいでしょう。最近では、スプレータイプの保湿剤（**図8**）もあるので、選択の幅が広がっています。

ベーテル™ 保湿ウォーター
（株式会社ベーテル・プラス）

図8 スプレータイプの保湿剤の例

参考文献
1. 小林直美：皮膚の徴候別アセスメントとケアの実際① 乾燥（ドライスキン）．一般社団法人 日本創傷・オストミー・失禁管理学会，スキンケアガイドブック．照林社，東京，2017：26-30.
2. 中村晃一郎：保湿剤の種類と特徴．WOC Nursing 2018；6（8）：17-22.
3. 菊池克子：セルフスキンケア 保湿 ②保湿をめぐるディベート1．今山修平 担当編集，宮地良樹，松永佳世子，宇津木龍一 編，Advanced Cosmetic Dermatology③ スキンケアを科学する 皮膚本来の機能を発揮させるセルフメディケーション．南江堂，東京，2008：206-211.

ハイリスク患者の褥瘡予防
足の血流が悪いとき

志村知子

低体温症＋経皮的心肺補助（PCPS）の使用で、下肢の血流が悪い

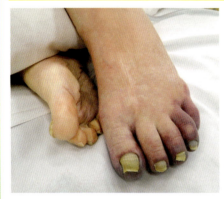

- 70歳代、女性。偶発性低体温症、肺炎。既往歴は不明
- 自宅廊下で倒れているところを訪問者が発見し、救急要請した
- 病院到着時は32℃と低体温で、血圧が測定できず徐脈を認めた
- PCPSによる体温管理と循環管理が開始されたが翌日には離脱し、自己心拍補助目的でノルアドレナリンの持続投与が開始された
- 搬送時から下肢には冷感とチアノーゼが認められていたが、入院3日目にはさらに高度なチアノーゼが確認された

足背動脈、冷感の有無、体表温度の左右差を観察する

　身体局所における血流の低下は、褥瘡発生のリスク因子です。この患者は低体温症となった結果、下肢にチアノーゼを引き起こしています。また、搬送後翌日まで経皮的心肺補助（percutaneous cardiopulmonary support：PCPS）が用いられていますが、このような補助循環治療の合併症として下肢の循環障害が起こることがあります。大腿部に挿入されたカテーテルにより、末梢側が阻血に陥ることが原因です。

　加えて、救急医療の対象となる患者には、未受診・未治療のまま潜在的に末梢動脈疾患（peripheral artery disease：PAD）などを保有している人が少なくありません。そのため、下肢の循環障害が疑われる場合は医師に報告し、触診あるいはドプラなどを用いて足背動脈を確認し、冷感の有無や体表温度の左右差などについて観察することが重要です。

末梢循環改善のため足浴を実施する

1. 足浴実施時のポイント

　足浴は、温めた湯の温熱効果により、足の血管を拡張させることで血流を増加させ、代謝を高めて末梢循環を改善します。特に、炭酸泉足浴の効果が高いとされています[1]。

　湯の温度は、組織損傷や血圧低下などのリスクを低減させるためあまり高くせず、体温と同程度（37℃程度）にします。

　ノルアドレナリン（カテコラミン製剤の一種）の効能である末梢血管収縮作用によって血圧を維持している場合は、保温によって末梢血管が拡張

PART3 これならできる！ 褥瘡・創傷ケア

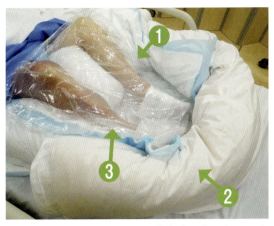

❶ 患者の膝を立て、その下に大きめのクッションを挿入して下肢を安定させる
❷ クッションなどを用いて堤防をつくり、囲いの中に大きなビニール袋（45L）を設置する
❸ ビニールの中に37℃程度の湯をはり、下肢を湯につけて温める

図1 ベッド上での足浴

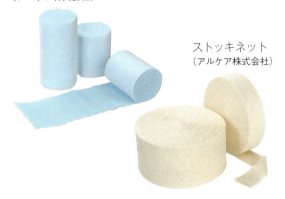

オルテックス®（アルケア株式会社）
ストッキネット（アルケア株式会社）

図2 下肢を締めつけずに保温できる用品の例

し、薬理効果と相反する影響（血圧低下）を及ぼす可能性について考慮することが重要です。

全身を温めることによる急激な保温は避け、万一の急変に備えて医師と血圧管理の指標について話し合っておき、足浴中はバイタルサインの変化を集中的にモニタリングします。

2. ベッド上での足浴のしかた

ベッド上で臥床している患者の足浴は、マットレスの上で下肢や足浴用ベースンを安定させることが難しく、周囲へのコンタミネーションをまねいたり、患者の安楽を損ねることにつながります。

そのような場合は、図1の方法を用いると容易に実施できます。

末梢を被覆して保温し、ポジショニングを行う

例えば、オルテックス®を下肢全体に巻きつけた上からストッキネットで被覆する（図2）など

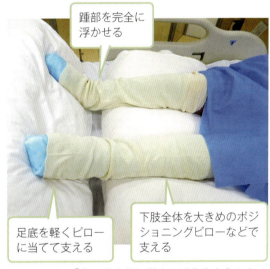

踵部を完全に浮かせる
足底を軽くピローに当てて支える
下肢全体を大きめのポジショニングピローなどで支える

オルテックス®を下肢全体に巻きつけた上からストッキネットで被覆

図3 医療材料を用いた保温とポジショニング

の方法でも、末梢を保温することができます。下肢を強く締めつけない程度の、厚手でやわらかい素材のソックスなどを使用することもできます。

下肢の血流が低下することによって、踵部などに褥瘡が発生しやすくなります。そのため、体位変換後に実施する下肢のポジショニングも大切です（図3）。

引用文献
1. 松尾汎，林富貴雄，武田裕，他：虚血肢への人工炭酸泉足浴効果に関する研究．脈管学 2000；40（11）：923-928.

足の血流が悪いとき 125

ハイリスク患者の褥瘡予防
脊髄損傷や半身麻痺があるとき

櫻井由妃子

知覚障害があったり、骨突出の部位が異なったりする

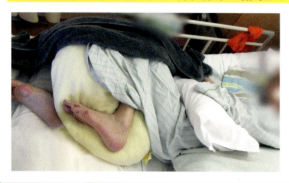

- 右片麻痺があり、拘縮を伴う
- やや痩せており、四肢どうしが重なると骨突出部に発赤を伴う
- 活動性が低く、食事やリハビリテーション以外はベッド上で過ごすことが多い

体圧分散寝具を見直し、ポジショニング体位は掲示して共有

　脊髄損傷や半身麻痺のある患者のポジショニングを行う前に、まず体圧分散寝具を見直す必要があります。体圧分散寝具は、ウレタン素材で厚みのある（10cm以上）ものや、エアマットレスを使用することにより低い体圧でコントロールを行うことができます。ポジショニング後には、摩擦力の低減を図るため、ポジショニンググローブ（p.110、図8）を用いて圧抜きを行います。

　また、クッションを使用した体位を図や写真で示し、ベッドサイドの壁などに貼って明示しておくと統一した看護を提供しやすくなります。

麻痺側が下になる場合、循環不良に注意して支える

　完全側臥位になると接触面積が減少するため、下側面に高い圧がかかります。麻痺や拘縮がある場合は、それによって脱臼や骨折、循環不良を増長させることがあります。麻痺側を下にする際は注意し、図1のようなポジショニングを行います。

　また、ポジショニングを行う際には、多くのクッションを必要とします。しかし、病棟内でのクッションの保有数には限りがありますので、使用する物品を工夫しながら、図2のように有効なポジショニングを行いましょう。

　ポジショニング終了後は、ポジショニンググローブで圧抜きを行います。短時間でも骨突出部の発赤が強いようであれば、体位変換の合間にも行いましょう。また、膝関節部、腓骨部、外果部などといった骨突出部の観察も行います。

膝関節・股関節の拘縮時は、"腓骨"と"坐骨"の骨突出に注意

　麻痺などで膝関節や股関節に拘縮がある場合は、臥床時に膝関節、股関節が伸展しないことがあります。

PART3 これならできる！ 褥瘡・創傷ケア

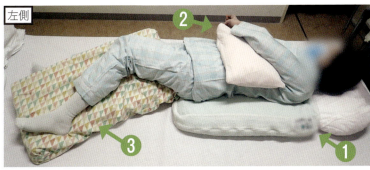

❶ 右側臥位にし、背中にクッションを置く
ポイント 枕の端が脊柱に沿うように置く
❷ 上肢と胸部が重なる部分にクッションを置く
ポイント 胸郭が広がるように、上肢の位置を整える
ポイント 体型を考慮し、クッションの厚みを調整する。厚みが多いと上肢が安定せず、良肢位が保てない
❸ 下肢どうしが重なる部分にクッションを置く
ポイント 下肢全体を受けられる大きめのクッションを使用することで、体位が安定する
ポイント 痩せており、大腿部や下腿部に隙間が空くようであれば、そこにもクッションを使用する

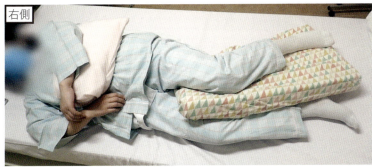

図1　麻痺側が下になるポジショニング（麻痺側は右側）

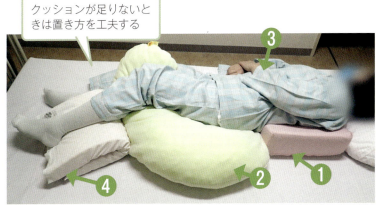

❶ 右側臥位にし、背中にクッションを置く
ポイント 枕の端が脊柱に沿うように置く
❷ 殿部から下肢にかけて、ブーメラン型のクッションを当て、両膝部分に挟み込む
ポイント 殿部を受けるようにクッションを置く
ポイント 膝部分から少しクッションが出るように置く。膝よりも多くクッションを出して置くと、下側になっている右足に荷重がかかるため注意する
❸ 上肢と胸部が重なる部分にたたんだタオルを置く
❹ 左下腿にクッションを置き、踵部を浮かせる

図2　使用する物品を工夫しながらのポジショニング（麻痺側は右側）

　この場合、下肢が外旋するため、通常の仰臥位では突出部位とならない腓骨や坐骨などが突出し、圧迫を受けやすくなります（図3）。

脊髄損傷や半身麻痺があるとき　127

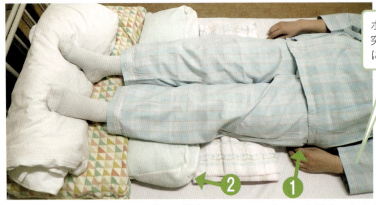

ポジショニングの際は、突出部となる腓骨、坐骨に注意する

❶坐骨が突出しているため、体圧分散寝具はエアマットレスや厚みのあるウレタンを使用する
❷膝関節が屈曲しているため、腓骨が突出するとともに、仰臥時に隙間が多くなる

ポイント 大きめのクッションを、隙間を埋めるように置く

図3 膝関節・股関節拘縮時のポジショニング

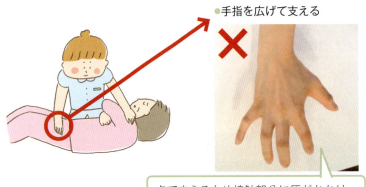
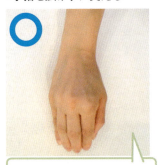

●手指を広げて支える ●手指を広げずに支える

点で支えるため接触部分に圧がかかり、疼痛やしびれを助長することがある

面で支えることで、接触部分に圧がかかりにくくなる

図4 麻痺・脊髄損傷患者の体を支える際の工夫

知覚異常がある場合、"面で広く"触れて支える

　脊髄損傷や半身麻痺のある患者は、麻痺側などに知覚異常をきたす場合があります。クッションの厚みや置き方を工夫することも必要ですが、クッション挿入時や体位変換時に看護者が支え方を注意することも重要です。それにより、しびれや疼痛の助長を避けられる場合があります（**図4**）。
　また、ポジショニンググローブなどを使用し、摩擦を軽減させる方法もあります。

引用文献
1. 田中マキ子 編著：褥瘡予防ためのポジショニング．中山書店，東京，2006．
2. 田中マキ子 編著：ポジショニング学—体位管理の基礎と実践．中山書店，東京，2013．
3. 日本褥瘡学会 教育委員会 ガイドライン改訂委員会：褥瘡予防・管理ガイドライン（第4版）．褥瘡会誌 2015；17（4）：487-557．

褥瘡の評価・ケア・治療
褥瘡の評価

船木智子、黒木さつき

褥瘡ケアを決める重要なポイントの1つは「深さによる評価」

褥瘡のケアや治療は、患者に合わせてさまざまな方法が選択されますが、ケアを決める重要なポイントの1つに褥瘡の「深さによる評価」があります（図1、2）[1]。なぜなら、褥瘡は深さにより治癒過程が異なり、必要なケアや治療も異なってくるからです。

本項では、「d0（反応性充血）とd1」「d2とD3」の見分け方をおさえ、褥瘡ケアの大前提となる評価のポイントをみていきましょう。

反応性充血（d0）とd1褥瘡をどう見分ける？

d1褥瘡は発赤を伴っており、「圧迫により血管が障害を受けて、赤血球が血管外に漏出する」[2]ことで生じています。毛細血管の拡張による、いわゆる「反応性充血」との区別が必要です（図3）。

d1褥瘡では、赤色の違い（濃淡）に着目します。濃い部分はd2となっている場合があるため注意が必要です。

また、骨突出部位と離れ、紫斑や栗色などを伴う発赤は、深部損傷褥瘡（deep tissue injury：

d0	d1	d2	D3	D4	D5 / U
皮膚損傷・発赤なし	持続する発赤	真皮までの損傷	皮下組織までの損傷	皮下組織を越える損傷	関節腔、体腔に至るまたは深さ判定が不能な場合
健康な皮膚 	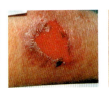				
	発赤のみで、皮膚の損傷はない	創縁と創底に段差がない	創縁と創底の段差があり、創底には脂肪層の壊死組織がある	創底には筋膜の壊死がある	腱の露出部分から足関節に向かって交通がある
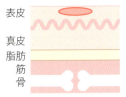			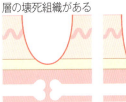		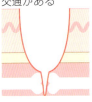

図1　深さの採点
日本褥瘡学会 編：在宅褥瘡予防・治療ガイドブック 第3版. 照林社，東京，2015：26. より許可を得て転載

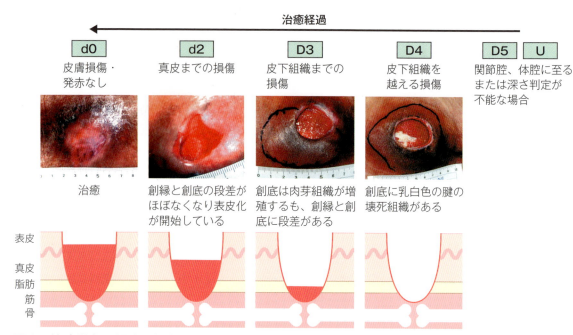

図2　治癒過程の深さの採点
日本褥瘡学会 編：在宅褥瘡予防・治療ガイドブック 第3版．照林社，東京，2015：27．より許可を得て転載

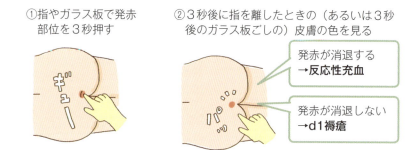

図3　「反応性充血」と「d1褥瘡」の鑑別方法

DTI）などの深い褥瘡である場合があるため、特に注意します。　　　　　　　　（船木智子）

d2褥瘡とD3褥瘡をどう見分ける？

　d2褥瘡とD3褥瘡の見分け方を**表1**に示します。深さ（D）の判定は、創内の最も深い部分で評価します。

　真皮と皮下組織での褥瘡では、治癒過程が異なります。真皮までに限局する褥瘡（d2）では、毛根の周囲に表皮基底細胞が残存し、毛根周囲から表皮が再生されるため、短期間での治癒が期待できます。

　しかし、皮下組織から深い褥瘡（D3）以上の場合は、創はまず肉芽組織で充填され、創周囲の皮膚（創縁）から表皮化が進み瘢痕化します（表1中の〇と〇）。d2とは違って修復しながらの経過をたどるので、治癒までに時間がかかります。
　　　　　　　　　　　　　　　　　（黒木さつき）

PART3 これならできる！ 褥瘡・創傷ケア

表1　d2褥瘡とD3褥瘡の違い

水疱はd2に該当

	d2　真皮までの損傷 真皮の部分欠損で、水疱やびらんなどの浅い褥瘡を指す	D3　皮下組織までの損傷 深部血管の圧迫やせん断力により閉塞しやすくなり、真皮までの全層が壊死する
	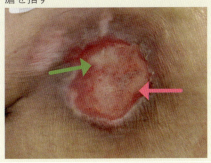	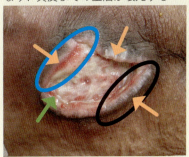
創面	●浅い欠損であれば、毛根や真皮乳頭層のピンク色の点状の表皮（→）がみえる	●毛根や、真皮乳頭層のピンク色の点状の表皮はみえない
創縁	●創縁と創底との段差はない	●創縁と創底に段差が生まれる（→） ●耳介部や鼻梁部、頬部など、皮下組織がない部位では段差がわからない ●創周囲の皮膚（創縁）から表皮化が進んでいる（○） ●表皮化が進み瘢痕化している（○）
創底	●真皮の深い層の褥瘡では、黄色の壊死組織（→）がみられることもある	●脂肪層の壊死組織（→）がみられることがある ●骨や腱は露出していない

引用文献

1. 日本褥瘡学会 編：在宅褥瘡予防・治療ガイドブック 第3版．照林社，東京，2015；26-27．
2. 日本褥瘡学会 編：褥瘡ガイドブック 第2版．照林社，東京，2015：47．

褥瘡の評価　131

褥瘡の評価・ケア・治療
仙骨部d1の褥瘡

船木智子

骨突出部に一致した発赤。どうやって除圧・保護する？

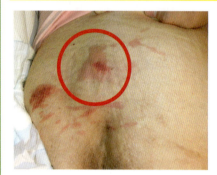

d1-e0s6i0g0n0p0：6（点）

- 独居で急に具合が悪くなったため、尿失禁と自己体動ができないことによる圧迫が原因で発生した
- 骨突出部位に一致した発赤
- 形は不整形で、失禁などの影響が考えられる

仙骨部褥瘡の原因と対応は？

仙骨部の褥瘡は、仰臥位か30度側臥位での除圧不足などが主な原因で発生します。体位変換時間や体圧分散マットレスの再評価による徹底した圧分散が必要です。

高機能エアマットレスで全身の除圧をする

この患者は高齢で、自力での体位変換ができず、病的骨突出があり、仙骨部に褥瘡を保有しています。そのため、3層式で底付き予防ができ、圧切替型で低圧が保持できる高機能エアマットレス（図1）を使用しました。高機能エアマットレスは、『褥瘡予防・管理ガイドライン』で高齢者の褥瘡予防に推奨されている「2層式エアマットレス」と同様の効果が期待できます。

体位変換により局所の除圧をする

仙骨部の除圧のために仰臥位を避け、ポジショニングクッション（図2）を用いて左右の30度側臥位を中心に体位変換を行いました。しかし、殿筋が乏しく骨突出が著明な患者では、30度にすることで逆に仙骨部が圧迫を受ける場合があります（図3）。

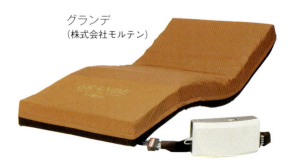

図1　高機能エアマットレスの例

グランデ（株式会社モルテン）

PART3 これならできる！ 褥瘡・創傷ケア

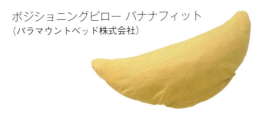

図2 ポジショニングクッションの例

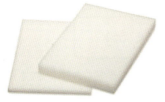

図4 ウレタンフォーム材の例

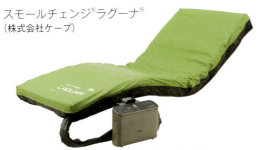

図5 自動体位変換機能付き高機能エアマットレスの例

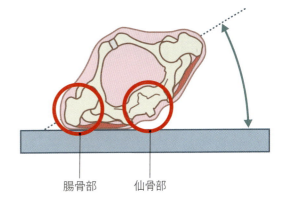

殿筋が乏しく骨突出が著明な患者では、30度側臥位にすることで仙骨に圧迫を受ける場合がある

図3 骨突出が著明な場合の30度側臥位での圧迫箇所

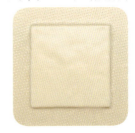

図6 保護用ドレッシング材の例

その場合は、仙骨部から殿部全体をやわらかいウレタンフォーム材（図4）でサポートし、自動体位変換機能付き高機能エアマットレス（図5）を使用する場合もあります。これは、短時間ごとの身体の一部へ介入する体位変換法（スモールチェンジ）が可能で、仙骨部の接触圧が低下し接触面積を増加させ、より低圧に維持でき、局所にずれなどの負担をかけないようにします。

必要時は特殊なドレッシング材で保護する

発赤のある仙骨部は、一般的にはポリウレタンフィルム（p.134、図1）で保護します。

＊1：ドレッシング材には治療用と予防用があり、治療用のものは深さ別で適用が異なる。

しかし、この症例では、メピレックス®ボーダー（図6）で保護しました。この製品はクッション性があり、粘着力の強くないシリコーン素材です。

本来は皮下組織に至る創傷用のドレッシング材で、この事例では保険適用外です[＊1]。しかし、濃淡の2種類の発赤があり、濃い色の発赤部分は深くなる可能性もあったこと、皮膚が脆弱であったことからこの製品を選択しました。

参考文献
1. 真田弘美, 須釜淳子 編：実践に基づく最新褥瘡看護技術. 照林社, 東京, 2009.
2. 帯刀朋代：褥瘡はどうやって判断するの？. 月刊ナーシング 2015；35（8）：30-31.
3. 真田弘美, 市岡滋, 溝上祐子 編：進化を続ける！褥瘡・創傷 治療・ケア アップデート. 照林社, 東京, 2016.

仙骨部 d1 の褥瘡　133

褥瘡の評価・ケア・治療
尾骨部d1の褥瘡

船木智子

高齢で失禁による浸軟あり。用品はどう選択する？

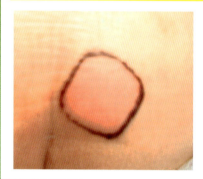

d1-e0s6i0g0n0p0：6（点）

- 食事介助の際の頭側挙上でのずれの影響もあり、やや右側に発生した
- 尾骨部に発生したのは、座位や頭側挙上による圧迫とずれの影響が原因と考えられる
- 正しい座位姿勢や頭側挙上の角度、クッションなどの評価、ずれの解除が必要となる

剥離刺激が少なく、上から観察可能なドレッシング材を選ぶ

　d1褥瘡の治療の基本は、創面の保護と観察です。ポリウレタンフィルム（図1）は、ずれ・摩擦・失禁から創傷部位を保護すると同時に、ドレッシング材の上からの観察を可能にします。上の症例写真のように、発赤部位にマーキングしておくと、改善具合の評価がしやすくなります。ドレッシング材は、1週間程度貼付したままにすることも可能です。

　皮膚の菲薄化や乾燥があるなど皮膚が脆弱な場合は、ポリウレタンフィルムの剥離刺激による表皮剥離や、骨突出部の角度が変化した際に皮膚の伸展が妨げられることなどによる皮膚損傷を防ぐために、シリコーンドレッシング材（図2）やポリウレタンフォームドレッシング材（図3）を使用する場合もあります。

　ただし、これらは一般医療機器扱いのため、保

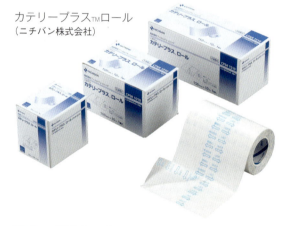

カテリープラス™ロール
（ニチバン株式会社）

図1　ポリウレタンフィルムの例

険算定できないことに注意してください。

脆弱な皮膚の場合は外用薬で保護する

　ドレッシング材が使用できなかったり、表皮剥離してしまいそうな脆弱な皮膚の場合は外用薬で

PART3　これならできる！　褥瘡・創傷ケア

図2　シリコーンドレッシング材の例

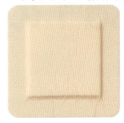

図3　ポリウレタンフォームドレッシング材の例

保護します。白色ワセリン（白ワセリン）などの油脂性基材の軟膏による保護や、ジメチルイソプロピルアズレン（アズノール®軟膏）などの油脂性基剤で抗炎症作用と浮腫抑制作用のある薬剤が使用されます。

その場合、ガーゼの使用により創傷部位にダメージを与えることがあるため、非固着性ガーゼの使用が勧められます（図4）。

頭側挙上による負担軽減

栄養摂取不足による低栄養が褥瘡発生リスクとなり、栄養は褥瘡治療の基本といえます。そのため、少しでも早く食事の再開や経腸栄養を開始することが重要です。

しかし、尾骨・仙骨部に褥瘡がある患者にとって、栄養の際に頭側挙上することは、尾骨・仙骨部へのずれ・圧迫による負担が大きく、注意する必要があります。

負担を最小限にするために、30度頭側挙上やずれの解除が推奨されていますが、30度以上の頭側挙上が必要な場合もあります。その際は、傾斜機能付きベッド（図5）が有効な場合があります。これは、背上げをするとベッド自体が傾斜し、フットボード側が下がるため、仙骨・尾骨部の圧分散とずれ予防の機能に優れています。

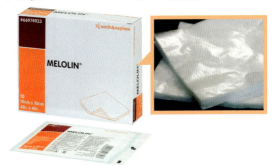

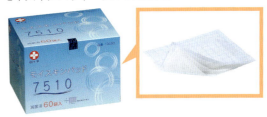

図4　非固着性ガーゼの例

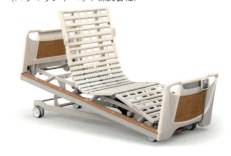

図5　傾斜機能付きベッドの例

参考文献
1. 真田弘美, 須釜淳子 編：実践に基づく最新褥瘡看護技術. 照林社, 東京, 2009.
2. 帯刀朋代：褥瘡はどうやって判断するの？. 月刊ナーシング 2015；35（8）：30-31.

尾骨部d1の褥瘡　135

褥瘡の評価・ケア・治療
踵部d1の褥瘡

船木智子

十分に除圧するためにはどうしたらいい？

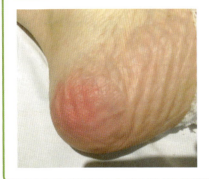

d1-e0s6i0g0n0p0：6（点）

- 踵部のやや内側に発生した
- 30度側臥位で踵部がマットレスに着いてしまっていたために発生した

踵部を浮かせることを徹底し、必要時はウレタンフォームを追加する

1. 踵部の除圧

　踵部を高く挙上しすぎると、さらに下肢の血流が低下するため、血流障害がある場合は容易に壊死に進みかねません。そのため、踵部を浮かすことを徹底します（図1）。

　この場合、踵のみでなく大腿から下肢全体をクッションで支え、体圧が分散するようにポジショニングを行います。

　また、エアマットレスとクッションによる圧分散のみでは、患者自身が動いてしまってうまくいかない場合があります。そのようなときは、ドレッシング材の上にウレタンフォームを追加します（図2）。

　仙骨部の病的骨突出が著明な場合や、尾骨部などの十分な除圧が困難な場合にも、同様にドレッシング材の上にウレタンフォームを追加します。

2. 踵部の発赤への対応

　d1褥瘡の局所には、「仙骨部d1の褥瘡」（p.132）の項でも述べたとおり、ポリウレタンフィルムやシリコーンドレッシング材などを使って

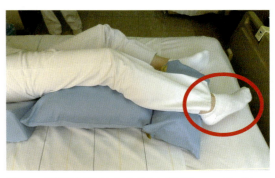

図1　踵部を浮かすようにポジショニング

PART3 これならできる！ 褥瘡・創傷ケア

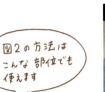

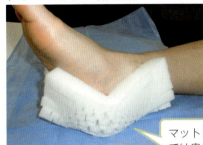

3M™ レストン™ 2 コンフォーマブル パッド
（スリーエム ジャパン株式会社）

図2の方法はこんな部位でも使えます

マットレスやクッションでは患者が動いてしまう場合、ドレッシング材の上に貼付するとよい

図2　ウレタンフォームを重ねて使用する

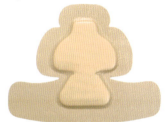

メピレックス®ボーダー ヒールタイプ
（メンリッケヘルスケア株式会社）

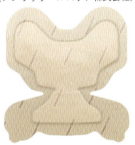

メピレックス®ボーダー プロテクト踵用
（メンリッケヘルスケア株式会社）

図3　踵部専用のドレッシング材の例

保護します。

　通常のドレッシング材ではすぐ剥がれるなど、うまく貼付できない場合は、踵部専用のドレッシング材（図3）を使用する場合もあります。

参考文献
1. 真田弘美，須釜淳子 編：実践に基づく最新褥瘡看護技術．照林社，東京，2009．
2. 帶刀朋代：褥瘡はどうやって判断するの？．月刊ナーシング 2015；35（8）：30-31．

踵部d1の褥瘡　｜　137

褥瘡の評価・ケア・治療
治癒した創傷の痕のケア

中村公子

左大転子部d2の褥瘡治癒後の創面保護

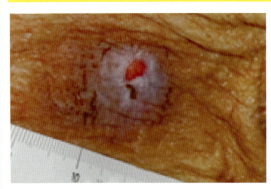

- 81歳、女性。左脳出血
- 障害高齢者の日常生活自立度：ランクB2
- 意識レベルはクリア
- 左大転子部に深さd2の褥瘡発生
- 12年前に右股関節骨折で手術の既往があり、そのためか左側臥位の体位で臥床していることが多かった

治癒した創はどんな状態？

褥瘡が上皮化し治癒しても、"また繰り返してしまうのではないか"と悩んだりします。治癒した創面は脆弱で、少しの機械的刺激でも皮膚剥離を発生してしまう危険性があります。治癒しても安心はできないため、引き続き創面を保護するケアが必要になります。

創保護が可能なドレッシング材

創面の保護ケアには、どんな方法がよいのでしょうか。

ドレッシング材を選択する際は、シーツやおむつ、着衣により摩擦抵抗が異なるので、相性を考えて選択するとよいでしょう。

フィルムドレッシング材は、気体は通しますが水やバクテリアの侵入を防止する作用があるため、脆弱な皮膚を保護する方法として適当といえます。

この症例（左大転子部d2の褥瘡）の治療には、ハイドロコロイドドレッシング材（図1）を貼付し、発生10日後に上皮化を確認して褥瘡治癒と判断しました。褥瘡は治癒しましたが、高齢者でもあることから、引き続き創面を保護することが望ましいと判断しました。そこで、フィルムドレッシング材（図2）を貼付しました。

この製品は、皮膚や骨の凹凸にもぴったり密着し貼っている感覚がほとんどないこと、粘着剤がゲル状のため、剥がすときの角質剥離を抑える構造になっていることから、高齢者の皮膚にやさしいと考えて選択しました。

貼付後4日目（図3）には、ドレッシング材ではなく保湿クリームのみのケアでも問題ないと判断しました。

治癒過程において、治癒後もスキンケアは必要ということです。

PART3 これならできる！ 褥瘡・創傷ケア

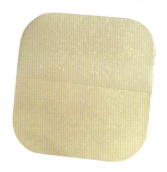

図1 ハイドロコロイドドレッシング材の例

デュオアクティブ®ET
（コンバテックジャパン株式会社）

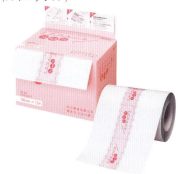

図2 フィルムドレッシング材の例

エアウォール®ふ・わ・り
（スキニックス®）

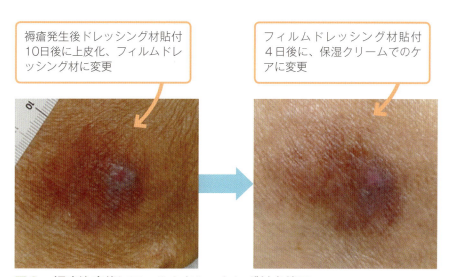

褥瘡発生後ドレッシング材貼付10日後に上皮化、フィルムドレッシング材に変更

フィルムドレッシング材貼付4日後に、保湿クリームでのケアに変更

図3 褥瘡治癒後にフィルムドレッシング材を使用

参考文献
1. 日本褥瘡学会 編：褥瘡ガイドブック 第2版．照林社，東京，2015．
2. 大浦武彦，堀田由浩：日本人の褥瘡危険因子［OHスケール］による褥瘡予防．日総研，名古屋，2005．

治癒した創傷の痕のケア | 139

コラム　色素沈着、瘢痕治癒した皮膚の鑑別と対応

小林智美

色素沈着した皮膚に起こっている（いた）こと

　色素沈着は、茶色く変化した皮膚です。皮膚の基底層と呼ばれる表皮のいちばん下の部分にメラニン色素が増加した状態です（図1）。"強い圧迫や紫外線などによる炎症が起こった後の名残"と言い換えることもできます。

　一方、高齢者にみられる皮膚炎などの湿疹病変が慢性化した皮膚の変化を「苔癬化」といいます。角質（角質層）が厚くなって、さざ波状にくすんでみえることを指します（図2）。

　つまり、皮膚の解剖上では、細胞が生まれ変わる基底層に変化が起こるのが「色素沈着」で、角質が厚くなっていく表面の変化を「苔癬化」というように区別します。

　特に、骨突出部において色素沈着がみられる場合には、炎症後の色素沈着や出血による色素沈着も考えられます。それは、過去に褥瘡があったことを示す可能性が高く、褥瘡発生のリスク因子と考えて予防ケアをする必要があります。

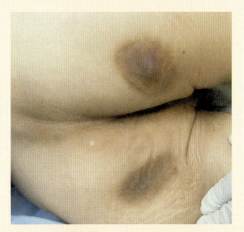

図1　色素沈着

瘢痕治癒した皮膚に起こっていること

　深い褥瘡の場合、欠損部を埋めていく組織を肉芽組織といいますが、肉芽組織はコラーゲン以外のさまざまな物質と結合しあい、徐々に真皮に近い丈夫な組織になっていきます。それを「瘢痕組織」といいます。

　このように、肉芽組織に置き換わった創傷では、瘢痕治癒という最終形を迎えます。その部分は、やや白っぽく、あるいはピンクがかっており、肌色とはまた違う色素であることが見受けられます（図3）。

　瘢痕治癒した組織をもっている場合、過去に深い褥瘡があったということが推測されます。深い褥瘡が治ったあとの問題は、皮膚の付属器がないことです。付属器がないと、汗や皮脂が分泌されず、角質層の皮脂膜形成が不完全となります。バリア機能の低下した皮膚では、スキンケアが適切になされないと褥瘡を再発するリスクが高くなるのです。

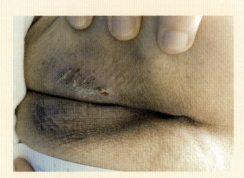

図2　苔癬化

このような皮膚を発見したら？

1．圧の管理

　リスクのある人すべてに体圧分散寝具を使用することが望ましいですが、数量に限りがある場合は、自力で歩行や

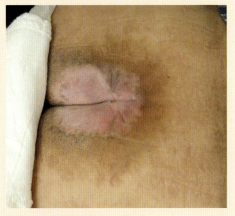

図3　瘢痕治癒した褥瘡

寝返り、端座位が保持できる人以外にエアマットレスなどを用いて局所の圧管理を行います。体位変換が禁止・制限されている場合は、圧抜きグローブ（ポジショニンググローブ）を用いて局所の圧を一時的に取り除きます。また、できるだけADLが拡大するようにリハビリテーションを行うことを計画に入れるとよいでしょう。

2. スキンケア

予防の基本である洗浄（清潔）・保湿・保護（被覆）を行います。患者自身ができる場合は、毎日実施してもらいましょう。特に保湿は重要です。

3. 患者教育

例えば、患者に写真を見せて「○○の理由で褥瘡になりやすいので、予防したいと考えています」と予防の理由と患者への想いを伝えます。そして、「ベッドで同じ姿勢で過ごすのは避けましょう」「体位変換を手伝いますので、協力してくださいね」「スキンケアを一緒に行いましょう」などの教育を行うと効果的だと思います。

褥瘡の評価・ケア・治療
クリティカル領域でd1の褥瘡をみつけたら

志村知子

循環動態が不安定。褥瘡ケアのために体位変換をして大丈夫？

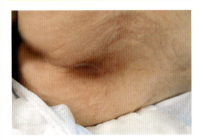

d1-e0s8i0g0n0p0：8（点）

- 70歳代、女性
- 心肺停止蘇生後脳症、心筋梗塞。既往歴は高血圧
- 胸部痛を訴えたあと心肺停止状態となり、家族の救急要請により救命救急センターに搬送された
- 蘇生処置後に体外膜型肺（ECMO）が導入され、緊急冠動脈造影の結果、左冠動脈主幹部の狭窄による心筋梗塞であると診断された
- 経皮的冠動脈形成術後、脳低温療法が開始されたが、入院後4日目に、仙骨部に深さd1の褥瘡が発見された

観察ができるよう、透明なドレッシング材で被覆する

　持続する発赤（深さd1の褥瘡）を認めた場合、創面を保護しながら、その後の創面の変化を観察することが必要になります。そのため、皮膚の色調や変化を容易に観察することができる透明のドレッシング材（ポリウレタンフィルムなど）で褥瘡を被覆することが勧められます（**図1**）。フィルムによって、創面を摩擦などから保護します。
　経皮的心肺補助（percutaneous cardiopulmonary support：PCPS）や体外膜型肺（extra corporeal membrane oxygenation：ECMO）を用いた補助循環治療が行われている患者であっても、循環動態が安定し血圧が保たれていれば、患者のバイタルサインをモニタリングしながら、積極的な体位変換を実施することが可能です。循環動態への影響を危惧するあまり、除

エアウォール®ふ・わ・り
（スキニックス®）

3M™ テガダーム™ ロール
トランスペアレント フィルム
ロール
（スリーエム ジャパン株式会社）

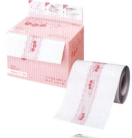

図1 透明なドレッシング材（ポリウレタンフィルム）の例

圧対策に消極的になることは避けなければなりません。

PART3 これならできる！ 褥瘡・創傷ケア

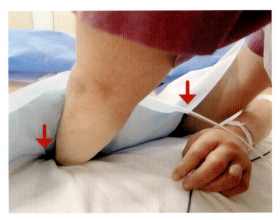

図2 マットレスを押し下げる除圧法

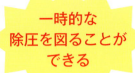

❶患者の身体の下に手を差し入れる
❷マットレスを下方へ押し下げ患者の身体をマットレスから離す

一時的な除圧を図ることができる

スモールチェンジ法などで圧を分散する

　循環動態が不安定で、積極的に体位変換を実施することができない場合は、スモールチェンジ法（小枕をマットレスの下に挟み入れて小さな傾斜をつくり、患者の身体に動きと変化をつけることで圧解除効果を図る方法）やマットレスを押し下げることによる除圧法（図2）を用いて圧分散を行います。患者を訪室するごとに、あるいはケアや処置実施後など、患者の褥瘡発生リスクの度合いに応じて実施頻度を決めます。

　わずかな体位変換や時間であっても、身体にかかる圧をこまめに低減させることが褥瘡発生の予防につながります。

皮膚保護パッドを使用する

　重症患者の仙骨部・踵部の褥瘡予防に対する多層構造シリコーンフォームドレッシング（図3）の予防効果が検証され、その予防効果と高い費用対効果が明らかにされています[1,2]。本来、褥瘡ハイリスク状態にある重症患者には、入院直後から予防対策としてドレッシング材の使用を検討することが望ましいといえます。しかし日本では、予

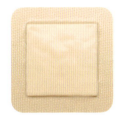

メピレックス®ボーダー 標準型
（メンリッケヘルスケア株式会社）

図3 多層構造シリコーンフォームドレッシングの例

防を目的としてドレッシング材を用いる場合は保険償還の適応になりません。そのため、使用にあたっては検討が必要です。

　現在、治療用ドレッシングと同様の効果をもつ製品で、予防的に使用できる皮膚保護パッド（図4）が発売されています。この皮膚保護パッドをd1褥瘡に使用する場合、通常の褥瘡予防対策は従来どおりに実施し、1日に1～2回は保護パッドを剥がして、褥瘡が悪化していないか観察します。この保護パッドは、一度剥がしたあとも再被覆が可能です。

　先行研究[1,2]では、ドレッシング材の交換頻度を3日ごとに設定して実施されましたが、実際には汚染や破損がない限り1週間程度の継続使用が可能です。便失禁を認める場合は、肛門に近い部分のみポリウレタンフィルムを貼付し、便汚染を防ぎます。

クリティカル領域でd1の褥瘡をみつけたら | 143

メピレックス®ボーダー プロテクト せんこつ用
（メンリッケヘルスケア株式会社）

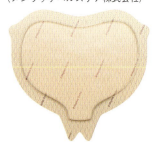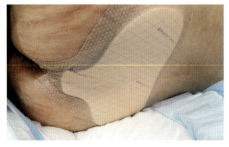

図4　予防的に使用できる皮膚保護パッド

引用文献
1. Santamaria N, Gerdtz M, Sage S, et al. A randomised controlled trial of the effectiveness of soft silicone multi-layered foam dressings in the prevention of sacral and heel pressure ulcers in trauma and critically ill patients：the border trial. Int Wound J 2013；12（3）：302-308.
2. Santamaria N, Liu W, Gerdtz M, et al. The cost-benefit of using soft silicone multilayered form dressings to prevent sacral and heel pressure ulcers in trauma and critically ill patients：a within-trial analysis of the Border Trial. Int Wound J 2015；12（3）：344-350.

褥瘡の評価・ケア・治療
仙骨部d2の褥瘡（ドライスキン）

松本 忍

創周囲・創面が乾燥している

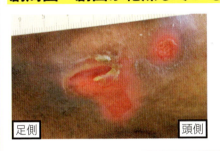

足側　頭側

d2-e1s6i0g0n0p0：7（点）
※足側の褥瘡

- 60歳代、男性、身長170cm、体重58kg
- 難治性腹水、糖尿病（維持透析）、左下肢壊疽切断
- 日常生活自立度C1、ブレーデンスケール10点、高機能エアマットレス使用中
- 仙骨部に2か所、びらんはあるが乾燥している。滲出液も少ない
- 右側臥位、仰臥位を好まれ、ポジショニングしても自分で戻ってしまう

抗炎症作用がある油脂性基剤のアズノール®軟膏を用いる

1. 湿潤の保持を目的とした軟膏の選択

　全身の皮膚はドライスキンで、創周囲も創面も乾燥しています。創面を保護して湿潤環境にすることで治癒を促進します。油脂性基剤の軟膏は湿潤を保持するため、滲出液の少ない創に適しています。抗炎症作用のある油脂性基剤であるアズノール®軟膏を塗布する前に、石けんの泡で皮膚を洗浄し、余分な軟膏や垢を落とします。

2. ガーゼとテープの選択

　アズノール®軟膏を塗布したあとは、メロリン®ガーゼ（非固着性のガーゼ）を患部に当ててテープで固定します。メロリン®ガーゼは創に固着しにくいため、出血させずに剥がすことができ、剥がすときの痛みを緩和します。また、油脂性基剤とメロリン®ガーゼによって、創表面の摩擦を最小限にし、剥離刺激を緩和します。

　非固着性のガーゼでない場合でも、軟膏をたっぷりガーゼに塗布することで同様の効果が得られます。ガーゼは、創の大きさよりも2cm程度大きなサイズのものを貼付することがポイントです。ガーゼが小さいと、体動などでガーゼがずれた場合、創が露出しておむつと擦れてしまい、褥瘡が悪化する可能性があるためです。

　テープは、固定による二次損傷が起こらないよう、角質剥離の少ない優肌絆®を用いました。テープによる固定は最小限にし、貼付部位を毎回変更することでテープかぶれを予防します。

3. ケアの頻度

　褥瘡部の洗浄と軟膏処置は毎日行い、感染を予防します。褥瘡に感染や悪化があれば、すみやかにケアを変更します。

　その他、ワセリン、亜鉛華軟膏（創部保護目的）、プロスタンディン®軟膏0.003％（上皮形成促進目的）なども効果が期待できます。

褥瘡の評価・ケア・治療
仙骨部d2の褥瘡（水疱）

黒木さつき

水疱が破れ、皮弁が残っている。正しいケアのポイントは？

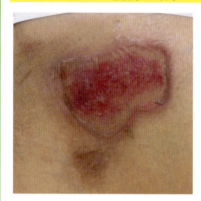

d2-e1s6i0g0n0p0：7（点）

- 70歳代、女性、脳梗塞
- 自力体位変換困難、おむつ内で排泄
- 褥瘡の辺縁が比較的整形であり、仰臥位での圧迫が原因で発生したと考えられる

皮弁がある場合、もとの位置に戻して固定する

1. 皮弁をもとの位置に戻す

　水疱が破れて皮弁が残っている場合は、皮弁をもとの位置に戻します。皮弁は、皮膚が薄く、容易に破綻するためやさしく伸ばします（図1-❶）。皮弁があると毛根の周囲に表皮基底細胞が残存しているので、毛根周囲から表皮が再生し治癒に至ります。しかし、滲出液が残ると生着が妨げられ、伸ばした皮膚がずれやすくなるため、破疱した皮弁と創面との間に滲出液が残留するのを防ぎます（図1-❷）。

2. ドレッシング材で固定する

　摩擦や外力によって皮弁がずれないように、密着するドレッシング材で固定します（図1-❸）。外用薬では皮弁がずれ、新たな損傷をまねく恐れがあります。滲出液が多いことも予測し、表皮の再生を促すために、適切な湿潤環境の保持が可能なドレッシング材を選択します。

3. ドレッシング材を貼付する際のポイント

　ドレッシング材を斜めに貼付すると、限られた貼付面を有効に使用することができます。さらに、排泄物の侵入も防ぐことができます（図2）。
　ドレッシング材を交換する際は、戻した皮弁の固定を妨げないように剥がす方向を記載します。そして、交換のめやすが誰でもわかるように、"滲出液がここまで広がったら交換"というめやすを点線で記し、貼付した日付を記載します。

PART3 これならできる！ 褥瘡・創傷ケア

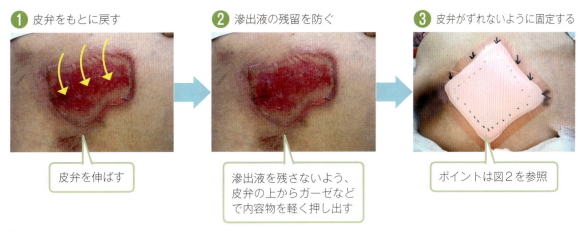

図1 水疱が破れ、皮弁がある場合のケア

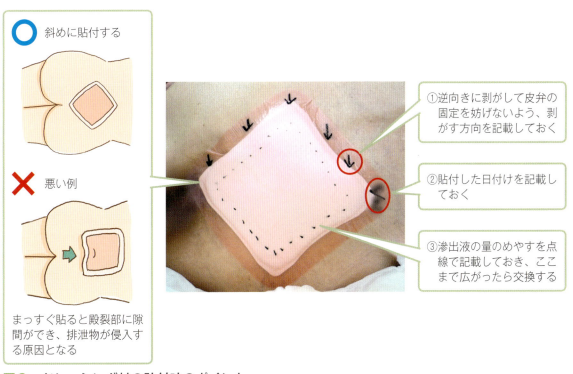

図2 ドレッシング材の貼付時のポイント

仙骨部d2の褥瘡（水疱） | 147

褥瘡の評価・ケア・治療
尾骨部d2の褥瘡（不安定な座位姿勢によるずれが原因）

黒木さつき

ドレッシング材ではめくれてしまう。どうやって創を保護する？

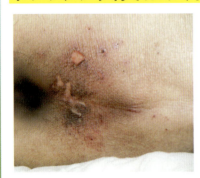

d2-e3s6i1g0n0p0：10（点）

- 60歳代、男性、胃がん
- がん性腹膜炎でオピオイド使用中。腹水貯留
- 失禁はないが、パンツタイプのおむつを着用
- 混乱により指示動作ができないことがあり、短時間で寝たり起きたりしている
- 形状が不整形な褥瘡
- ずれ力や自力での座位保持が難しく、発生した

ドレッシング材がずれたりめくれたりしてしまう

　尾骨部は、座位や頭側挙上時に圧迫されやすいです。皮膚のたるみによって殿部どうしが重なり、密着し擦れ合うことも尾骨部に褥瘡が発生する要因となります（図1）。この症例には、ドレッシング材はあまり向きません。スムーズに起き上がることができずに殿部が擦れたり、座位姿勢が保持できないことで、貼付したドレッシング材がずれたりめくれたりするからです。また、指示動作が困難なため、交換できない状態が続くと悪化する可能性もあります。

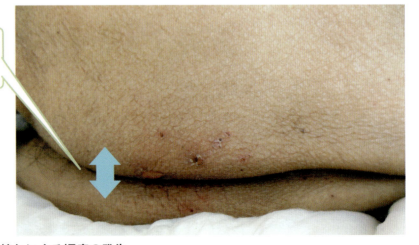

殿筋の衰えにより、殿部どうしが接触し密着している

図1　殿部どうしの擦れによる褥瘡の発生

PART3 これならできる！ 褥瘡・創傷ケア

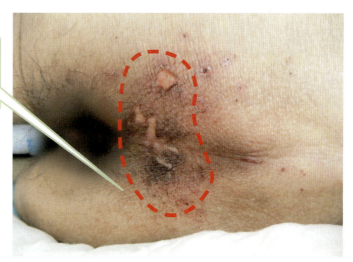

殿部どうしが重なるので、褥瘡周囲に広がって塗布してもかまわない

図2 創周囲全体に亜鉛華軟膏を塗布する

亜鉛華軟膏で創を保護して収縮を促す

　外用薬での管理であれば、1日のなかで指示動作が可能なときに塗布することができます。この事例では、サトウザルベ軟膏（亜鉛華軟膏）を塗布しました。

　亜鉛華軟膏は油脂性の基剤で、創面を保護し、創を収縮する効果があります。創周囲に全体的に塗布します（図2）。

尾骨部 d2 の褥瘡（不安定な座位姿勢によるずれが原因） | 149

褥瘡の評価・ケア・治療
尾骨部d2の褥瘡（創周囲が浸軟している）

船木智子

創周囲に浸軟あり。創縁を含めたケアが必要

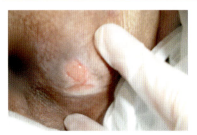

d2-e1s6i0g0n0p0：7（点）

- 尾骨に形成され、皮膚のたるみにより不整形な形となったd2褥瘡
- 創面はぬめりがあり、バイオフィルム[*1]様の膜で覆われている
- ハイドロコロイドドレッシング使用により、滲出液のアンバランスとなり、創縁が過剰な滲出液による浸軟を引き起こした

創面だけでなく創縁のアセスメントが必要

創縁の浸軟の原因には、過剰な創からの滲出液や滲出液に見合っていないドレッシング材の使用、失禁の影響などが考えられます。

創縁の浸軟によって表皮化が遅れ、創傷治癒遅延を引き起こしかねないため、浸軟予防が重要です。創面だけでなく、創縁のアセスメントをする必要があります。

創傷の部位によっては、失禁の影響を受けている場合もあり、尿や便の影響を受けないような保護も必要となります。

ポリウレタンフォーム材で、湿潤バランスを整える

ドレッシング材は、適度な湿潤バランスにより創傷治癒を促進します。滲出液の量に見合ったドレッシング材の選択が必要であるため、この症例ではハイドロコロイド材よりも吸収能の高いポリウレタンフォーム材（図1）を使用しました。

このようなドレッシング材は特定保険医療材料に区分され、使用期間は2週間となります。また、「真皮に至る創傷用」（表1）、「皮下組織に至る創傷用」、「筋・骨に至る創傷用」があり、保険上の制約があることを理解する必要があります。

保険適用外の製品まで視野を広げると、この症例はバイオフィルムが考えられるため、銀含有の

メピレックス®ボーダー ライト
（メンリッケヘルスケア株式会社）

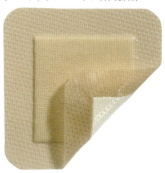

図1　吸収能の高いドレッシング材の例（ポリウレタンフォーム材）

[*1] バイオフィルム：生物膜のことで、細菌が産生したムコ多糖類などからなるぬるぬるしたスライム状の物質と細菌の集合体である。放置すると感染に移行することもある。

PART3 これならできる！ 褥瘡・創傷ケア

表1 特定保険医療材料（真皮用）の一部

- ハイドロコロイド
  ▶ デュオアクティブ®ET（コンバテック ジャパン株式会社）
  ▶ アブソキュア®-サジカル（株式会社ニトムズ）
- ポリウレタンフォーム
  ▶ ハイドロサイト®薄型（スミス・アンド・ネフュー株式会社）
  ▶ メピレックス®ボーダー ライト（メンリッケヘルスケア株式会社）

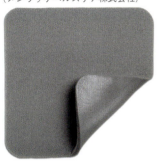
メピレックス®Ag
（メンリッケヘルスケア株式会社）

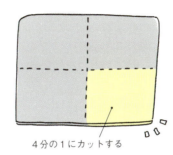
4分の1にカットする

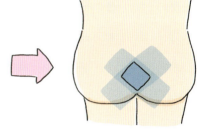

図2 銀含有ポリウレタンフォームとクロス状固定の方法

メピレックス®Agも推奨できます。頻回な水様便によりポリウレタンフォーム材がはがれてしまうときには、メピレックス®Agを4分の1にカットしポリウレタンフィルム材でクロス状に固定すると、2～3日おきの交換が可能となり、創傷治癒を早めることができます（図2）。

診断群分類（diagnosis procedure combination：DPC）や在宅看護など、保険償還のある特定保険医療材料が使用できない場合、「尾骨部d1の褥瘡」の項（p.135）で紹介した一般医療機器扱いの創傷被覆保護材（ふぉーむらいと）も選択できます。

創周囲皮膚を撥水クリームや皮膜剤で保護する

滲出液が多く、軟膏とガーゼなどで対応する場合は、周囲皮膚に撥水クリーム（図3）や皮膜剤（図4）を使用し浸軟を予防するとともに、軟膏などの影響から皮膚を保護します。特に、ゲーベン®クリーム（スルファジアジン銀）など水分の多い親水軟膏を使用する場合は、創縁の浸軟予防に注意します。

撥水クリームや皮膜剤などがない場合は、ワセリンなど油脂性軟膏を使用する場合もありますが、長期使用で二次的皮膚障害の可能性もあるため、一時的使用とします。

失禁等の影響を考慮しながら浸軟予防のケアをする

ガーゼなどを使用する場合は、失禁の影響でガーゼに尿がしみこみ、その影響で浸軟を引き起こしかねません。また、ドレッシング材を使用していても、尿の影響で頻繁に交換になり、創縁の浸軟を引き起こすこともあります。

このような場合は、排泄物の影響を受けないように失禁対策を講じる必要があります。尾骨部の褥瘡の場合は、特に肛門側のテープが浮きやすいため、固定用テープを殿部のほうから交差させて

尾骨部d2の褥瘡（創周囲が浸軟している） | 151

3M
Cavilon
3M キャビロン
ポリマーコーティング
クリーム
撥水
バリア
3392G

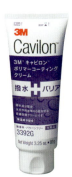

3M™ キャビロン™
ポリマーコーティング クリーム
（スリーエム ジャパン株式会社）

図3　撥水クリームの例

ALCARE
リモイス®コート

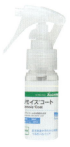

リモイス®コート
（アルケア株式会社）

図4　皮膜剤の例

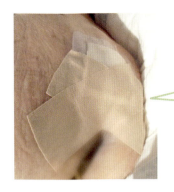

●テープの貼り方
①ガーゼを当て、ポリウレタンフィルムで覆う
②ポリウレタンフィルムまたは撥水テープで殿部のほうから交差させて固定し、肛門側の排泄物汚染を防ぐ

図5　撥水テープを使用した固定方法
固定テープは、3M™ マルチポア™ 高通気性撥水テープEXを使用

固定します。**図5**のように撥水テープを使用すると、汚れにくく浮きやすい肛門側をしっかり密着させることができます。

このとき、テープが貼れる保湿（撥水）クリームや皮膜剤を殿部全体に使用すると、より広い範囲の浸軟予防になります。

参考文献

1. 日本褥瘡学会 編：褥瘡ガイドブック 第2版．照林社，東京，2015.
2. 真田弘美，市岡滋，溝上祐子 編：進化を続ける！ 褥瘡・創傷 治療・ケア アップデート．照林社，東京，2016.
3. 真田弘美，須釜淳子 編：実践に基づく 最新褥瘡看護技術．照林社，東京，2009.
4. 宮地良樹，溝上祐子 編：褥瘡治療・ケアトータルガイド．照林社，東京，2009.

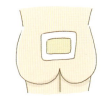

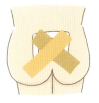

褥瘡の評価・ケア・治療
尾骨部d2の褥瘡（おむつが原因）

松本　忍

浸軟や擦れ、排泄物による汚染あり。おむつ内の褥瘡は、どうケアする？

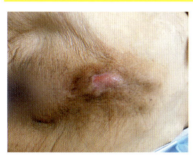

d2-e1s3i0g0n0p0：4（点）

- 80歳代、女性、パーキンソン病、身長140cm、体重30kg
- 日常生活自立度C2、ブレーデンスケール10点、ウレタンマットレス使用中
- 骨突出部に一致した1cm程度のびらんがある
- ジスキネジアがあり、殿部はおむつや寝具と擦れる体動がみられる
- おむつ内排泄のため、陰部、殿部は浸軟しやすい状況にある

おむつ着用の際の褥瘡の発生原因として考えられること

褥瘡の発生原因として、るい痩によって骨突出が顕著なこと、ジスキネジア（無意識的で反復的な体の動きのある障害）、体位変換やおむつ交換の際の尾骨部への物理的刺激、おむつや排泄物による浸軟や化学的刺激などが考えられます。創面を保護することで湿潤状態をつくり、創傷治癒を促進します。

透明で観察ができ、剥離刺激の少ないドレッシング材を貼る

創表面の保護（摩擦防止、疼痛緩和）と排泄物の汚染を防ぐためにドレッシング材を選択しました。真皮までの創傷に用いるハイドロサイト®薄型（ポリウレタンフォーム）を創から2cmほど広い面積で貼付します。ハイドロサイト®薄型は半透明状のため、貼付後の観察が可能なうえ、皮膚への密着が弱く、剥離時の刺激が少ないです。

その他、ハイドロコロイドのアブソキュア®-サジカルやデュオアクティブ®ETも適用です。ハイドロコロイドは滲出液を吸収して白くやわらかくなるため、交換時期が判断しやすいという特徴があります。

おむつ内は高温多湿な環境のため皮膚は浸軟しています。排泄物による汚染や、パッド・おむつ交換時の刺激により創傷被覆材は剥がれやすくなります。これを予防するためにマルチフィックス®（ポリウレタンフィルム）で保護しました。これにより、創部と保護剤の密着を高め、創部への汚染を防ぐことができます。

この症例では数日後に治癒しましたが、予防のためマルチフィックス®の貼付を継続しました。

予防ケアとして、撥水効果のある外用薬やスキンケア用品の使用も効果があります。また、フィルム材以外でも、パッドつきの衛生材料（アレビン®ライフ）の貼付は、パッド部分が弾力になり骨突出部の外力を軽減します。この製品は剥離刺激が弱く、貼付後も貼り直しが可能なため観察を容易に行うことができます。

褥瘡の評価・ケア・治療

踵部d2の褥瘡（ギプス、シーネによるもの）

馬場真子

ギプスの辺縁のMDRPU、どうケアする？

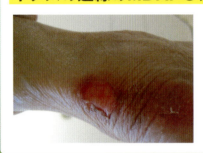

d2-e3s3i0g0n0p0：6（点）

- 70歳代、女性、大腿骨遠位端骨折
- 膝関節を固定するためにギプスを装着していた

下肢全体をクッションで支え、体圧が集中するのを避ける

　この褥瘡は、踵の背面に発生したもので、創部はギプスの辺縁にかかっていました。下肢全体はクッションで挙上されていました。

　ギプスが装着された状態でも創部に圧迫が集中しないように、クッションで下肢全体を挙上します（図1）。

可能であれば、ギプスシーネに変えて観察しやすくする

　ギプス装着中の褥瘡は、観察や処置が困難な場合がありますが、装着中も創部の観察は必要です。可能であれば、ギプスをギプスシーネ（図2）にできないか医師に相談します。

　ギプスシーネにすることが不可能であれば、創部の処置ができるようにギプスを開窓してもらうことを医師に相談します。

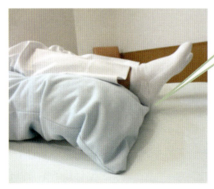

下肢全体を支えると、踵部に体圧がほとんどかからない

図1　下肢全体を支えるようにクッションを入れる

PART3 これならできる！ 褥瘡・創傷ケア

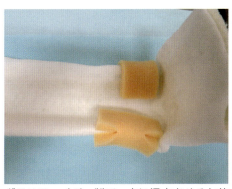

グラスファイバー製で、水に浸水させると放熱し硬くなる

図2　ギプスシーネ

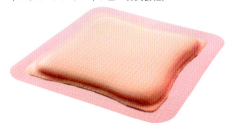

ハイドロサイト®ADプラス
（スミス・アンド・ネフュー株式会社）

図3　創にフィットする粘着タイプのドレッシング材

創部は洗浄し、ポリウレタンフォームドレッシング材で保護

創部の処置としては、創部の洗浄後、ポリウレタンフォームドレッシング材（ハイドロサイト®やハイドロサイト®ADプラス〈図3〉など）で被覆します。

この患者にポリウレタンフォームドレッシング材を使用した理由は、

①創部が患肢側で、外部から汚染されるリスクが少ないこと
②交換時にドレッシング材が創に残らないため処置の時間が短縮でき、患者の負担が少ないこと
③フォーム材とフィルムが一体型であるため、ずれが生じないこと
④感染の徴候が認められないこと
などです。

褥瘡の評価・ケア・治療
踵部d2の褥瘡（水疱の破綻）

黒木さつき

水疱が破れ、表皮は完全に欠損。辺縁は白く浸軟している

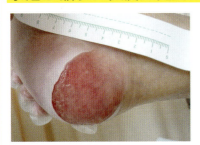

d2-e3s6i0g0n0p0：9（点）

- 70歳代、男性。慢性心不全
- 両下肢の浮腫あり、自力体位変換困難
- 破疱し損傷した表皮が完全に欠損している。欠損した皮膚の辺縁は白く変化し浸軟している

創面をソフトシリコーン素材のドレッシング材で保護する

　ポリウレタンフォームドレッシング材で、欠損した創面を保護することができます。下肢の浮腫によって皮膚が薄く脆弱なので、容易に新たな損傷をまねく恐れがあります。粘着部分がソフトシリコーン素材のドレッシング材を選択します。ソフトシリコーン粘着材では、粘着材が接触している部分の剥離時の組織損傷リスクを軽減します。

　踵部のように貼りにくい部位では、貼り方に工夫が必要です（図1）。プレゼントを包むように足底から半分貼付し、次にアキレス腱部を折りたたむように覆います。ドレッシング材が重なる部分でさらに圧迫させないよう、ポジショニングには注意が必要です。

　滲出液が少ない場合には、ポリウレタンフォーム部分まで切り込みを入れて（2か所）貼付する

- メピレックス®ボーダーAg12.5×12.5cmを使用

貼付のしかた ・まず足底に半分貼付し、残り半分で折りたたむようにアキレス腱部を覆う

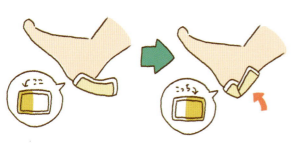
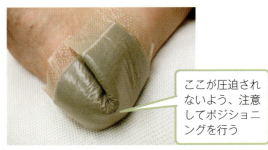

ここが圧迫されないよう、注意してポジショニングを行う

図1 ポリウレタンフォームドレッシング材の踵部への貼付方法

PART3 これならできる！ 褥瘡・創傷ケア

ことも可能です（図2）。滲出液が多い場合は、漏れないように切り込みの上にポリウレタンフィルムを貼付してもよいでしょう（図3）。

- メピレックス®ボーダーAg12.5×12.5cmを使用
- この事例のように、図1と逆の順番で貼付することもある

貼付のしかた
・ドレッシング材に切れ込みを入れ、アキレス腱側→足底の順に貼付する
・先にアキレス腱側を覆うほうが、めくれにくく、ずれにくい

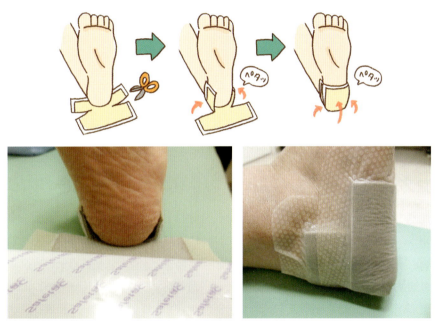

図2 ドレッシング材に切り込みを入れる方法（滲出液が少ない場合）

- メピレックス®ボーダー12.5×12.5cmを使用

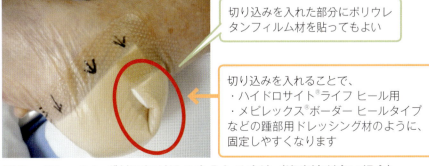

切り込みを入れた部分にポリウレタンフィルム材を貼ってもよい

切り込みを入れることで、
・ハイドロサイト®ライフ ヒール用
・メピレックス®ボーダー ヒールタイプ
などの踵部用ドレッシング材のように、固定しやすくなります

図3 ドレッシング材に切り込みを入れる方法（滲出液が多い場合）

踵部d2の褥瘡（水疱の破綻） | 157

褥瘡の評価・ケア・治療
足趾d2の褥瘡（水疱がある）

馬場真子

フットポンプなどによるMDRPU。水疱のケアとともに物品の見直しも必要

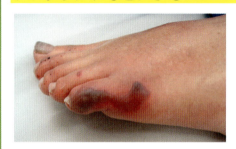

d2-e0s6i1g0n0p0：7（点）

- 50歳代、男性、重症膵炎で集中治療中
- 下肢に肺塞栓予防のストッキング、フットポンプを装着中に発生した褥瘡
- 発生部位は左下肢第5足趾外側

原因となった用品を、別のものに変えられないか検討する

　肺塞栓予防用フットポンプのパットには、足底に装着するもの、下腿に装着するものなどさまざまなものがあります。この患者は、肺塞栓予防用のストッキングと、足底にパットを装着するタイプの器具を使用していました。それにより、創部には体圧に加え、さらに圧迫やずれを加えるものが存在しており、それが褥瘡の原因になったと考えられます。

　ストッキング等は治療上必要な医療器具ですが、使用中に傷をつくらない工夫を検討する必要があります。「治療上必要」なため、医師との相談も不可欠です。

　この症例では、医師と相談し、ストッキングを取り外して、フットポンプはパットを下腿用に変更し、使用を継続しました（図1）。

ポリウレタンフィルムで、水疱が破綻しないよう保護する

　水疱ができた"下肢の外側"は、入眠中も無意識に動かす部位で、擦れやすいのが特徴です。水疱が破綻すると疼痛も伴うため、ポリウレタンフィルムで水疱全体を覆って保護し、水疱の内容物が身体に吸収されるのを待ちます。

　ただし、全身性に浮腫が急激に増大する状態においては、ポリウレタンフィルムを貼ることで、フィルムの縁に新たな水疱が発生してしまう可能性があります。貼付の前には、全身状態の把握が必要です。

①変更前：足底を圧迫するタイプを使用していた　②変更後：下肢に装着することで塞栓症の予防ができ、創部への圧迫を避けることができる

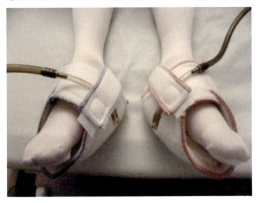
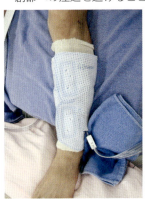

図1　下腿用フットポンプのパットに変更

褥瘡の評価・ケア・治療
複数個のd2・D3の褥瘡

黒木さつき

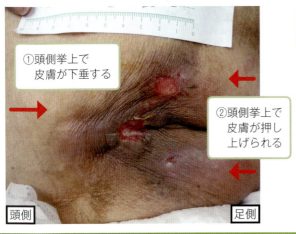

①、②の力が加わることで創面に摩擦やずれが起こる

①頭側挙上で皮膚が下垂する
②頭側挙上で皮膚が押し上げられる

頭側 / 足側

D3-e3s3i0g3N3p0：12（点）

- 80歳代、女性、誤嚥性肺炎
- 自力体位変換困難
- おむつ内排泄、経管栄養1日3回（頭側挙上45度）

皮膚のたるみをできるだけ防ぎ、褥瘡周辺の組織を変形させない

　高齢者の殿部の皮膚は、体位変換によってたるみが生じます。殿部周囲の褥瘡では、皮下組織のたるみに合わせて褥瘡の形状も変化します。頭側挙上でも皮下組織が移動し、背部から殿部側に下がり、殿部は座面から押し上げられます。その変形によって褥瘡の創面どうしが密着し、摩擦やずれが起こります。その結果、肉芽組織の増殖や上皮化を阻害し、治癒の遷延をまねきます。

　そのため、できるだけ皮膚のたるみを防ぎ、褥瘡周辺の組織を変形させないようにします。

変形が少なくなるよう、周辺組織や創面を固定する

1．評価とケアのしかた

　この患者は、複数の褥瘡があり、深さもD3とd2が混在しています。最も深い創はD3と判断し、この創の治療を優先して考えます。

　この症例ではそれぞれの褥瘡が近くに存在しているので、まとめて管理することが可能です。外用薬ではなく、ハイドロコロイドドレッシングを使用することで、褥瘡周辺の組織や創面を固定することができます。そして、創面も安定することで変形が少なくなり、治癒を進めることができます。

2. ドレッシング材の貼り方

ハイドロコロイドドレッシングは、創よりも大きめの長方形にカットして貼付します（図1-❶）。貼付するときには、殿部を軽く伸展させます（図1-❷）。ハイドロコロイドドレッシングの厚みと外層フィルムが褥瘡周囲の変形を少なくし、たるみの緩和につながります（図2）。

ハイドロサイト®ADジェントルやメピレックス®ボーダーなどのポリウレタンフォーム材でもまとめて管理することができます。

❶ハイドロコロイドドレッシングをカットする
※今回はデュオアクティブ®CGF10×10cmを使用

半分にカットし、できた角は面取りする

❷殿裂を軽く伸展させながら貼付する

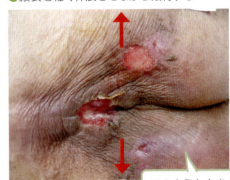

このような向きで貼付する

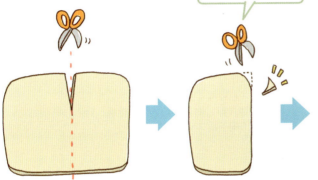

図1　褥瘡よりも大きめの長方形にカットして貼付

皮膚のたるみが発生しているが、しっかり伸ばされ、固定されている

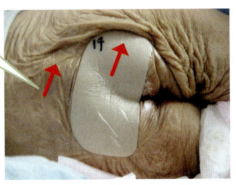

図2　貼付後に浮腫が改善して、その分のたるみが出たときの様子

褥瘡の評価・ケア・治療
深達度が異なる褥瘡

馬場真子

深達度の違う褥瘡が複数ある

❶壊死組織が付着した褥瘡　❷深達度が確定できない褥瘡

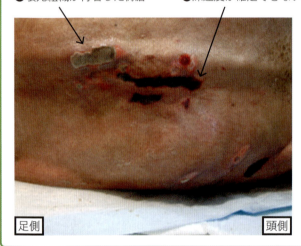

足側　頭側

DU-e3s8i1g6n6p0：24（点）
（❶の部分）

- 80歳代、男性、肺炎で入院
- 日常生活自立度C1。もともと脊椎変形があった
- 日中は介助で車いすに移乗していたが、発熱して動けなくなり褥瘡が発生した
- 脊椎部、肋骨部に2つの褥瘡。発赤、びらん、潰瘍を認める

脊椎の変形に沿って発生した複数の褥瘡

　脊椎部に沿って複数の褥瘡が存在し、深達度にもばらつきがあります。深いところは壊死組織の付着を認め（❶）、その部位は壊死組織を取り除きたいです。

　一方、暗赤色に変化している創（❷）は、まだ深達度が確定できない状態です。創と創は近く、脊椎変形による骨突出部に一致しています。

深度が最も深いところに焦点をあて、壊死組織の除去を促す

　褥瘡深達度が最も深いところに焦点をあてます。壊死組織を除去するために、自己融解が進むスルファジアジン銀（ゲーベン®クリーム）を塗布し、ガーゼで覆います。軟膏のついたガーゼを交換するときに創が乾いていれば、軟膏の量が不足しているといえます。

　全身状態が不安定で、側臥位をとると呼吸や循環動態に影響する患者では、外用薬が塗布しづらいこともあります。そのようなときは、例えばハイドロコロイドドレッシング（デュオアクティブ®やデュオアクティブ®CGFなど）で被覆しておくと、毎日処置しなくてもよく、創は乾燥せず、創部壊死組織の自己融解が進む環境で創を管理できます。

PART

4

場面ごとの褥瘡予防

クリティカルな状況でのポジショニング

辰野　綾

ICUで体位変換を行う際のポイント

①患者にとって適切な体位はどのような体位かアセスメントする
②2人以上で行い、ルートやドレーン類の抜去や屈曲がないか確認しながら行う
③スキンケアを行い、保湿に努める
④バイタルサインの変化や不整脈の出現、苦痛を生じたときは、体位を戻して、再度アセスメントする

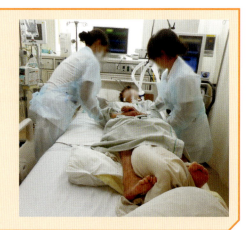

ICU入室患者の特徴を考える

　クリティカルな状況にある患者に褥瘡・創傷ケア・予防を行うとき、どのようなポジショニングを行えばよいのでしょうか。

　ICU入室中の患者は、人工呼吸器や補助循環装置などの医療関連機器、そしてさまざまなモニター類が装着されています。褥瘡以外にも、肺炎、無気肺、骨格筋の萎縮、精神的ストレスなどの合併症を生じやすく、予防的ケアが必要です。

　合併症予防のための体位変換やポジショニングは重要ですが、よかれと思って行ったケアがかえって身体に負荷をかけてしまうこともあり、適切な方法を選択する必要があります。

何に重点を置くかで、適した体位が変わることも

　まず、患者にとって最も適切な体位はどのようなものかアセスメントしましょう。例えば、呼吸器系では横隔膜の位置や胸郭の動きが体位による重力の影響を受けます。頭部挙上は機能的残気量を増加させ、酸素化の向上に有用であるとされています。30〜45度の頭側挙上は、誤嚥や人工呼吸器関連肺炎（ventilator associated pneumonia：VAP）の予防に有効です。また、呼吸器合併症予防のためには、完全側臥位や前傾側臥位が有効とされています。

　しかし、褥瘡予防では頭側挙上は30度以下が推奨されています。褥瘡予防を優先するか、治療やリハビリを優先するかに迷うことも多いでしょう。

PART4 場面ごとの褥瘡予防

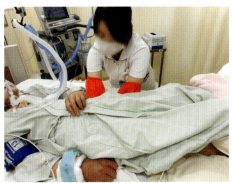

皮膚の摩擦やずれを軽減しながら体位変換ができる

図1　ポジショニンググローブの装着と使用の実際
ポジショニンググローブ（株式会社モルテン）を使用

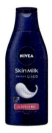
ニベア スキンミルク しっとり
（ニベア花王株式会社）

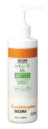
セキューラ®ML
（スミス・アンド・ネフュー株式会社）

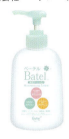
ベーテル™ 保湿ローション
（株式会社ベーテル・プラス）

図2　当院で使用している保湿剤の例（全身用）

優先度を加味したケアの選択を

　私は、褥瘡予防・ケアは、治療と同じように優先度を考えて行う必要があると考えます。皮膚の状態や栄養状態をアセスメントし、高齢者や浮腫・強い乾燥など、褥瘡リスクが高い患者には多職種でカンファレンスを行い、その優先度を考えながらケアを行います。

　当院では、体位変換が困難な患者には、体圧分散マットレスの使用、ポジショニンググローブ（図1）による圧分散など、状況に合わせて対応しています。また、保湿剤（図2）による保湿のためのスキンケアも重点的に行っています。

　リスクが高い患者や難治性の褥瘡保有患者は、褥瘡ケアチームに介入を依頼して、多職種でかかわっています。褥瘡は、創が小さくても、感染が起きると難治性となるばかりか、全身状態にも影響を及ぼし、入院日数の延長にもつながります。

ICU入室患者への体位変換時のポイント

　ICU入室患者は、さまざまな医療機器に囲まれ、チューブ、カテーテルやドレーンなどが挿入されています。体位変換やポジショニングを行う際は、2人以上で行い、留置物の抜去や屈曲がないか確認します。常にバイタルサインの変化がないかを観察しながら行うことも大切です。そして、その体位が適切かどうかアセスメントします。呼吸回数の上昇や努力呼吸、不整脈、発汗などが出現した場合は、無理な体位を続けずに、適した体位を再度アセスメントする必要があります。

クリティカルな状況でのポジショニング　165

緩和ケア領域

佐藤寿衣

緩和ケア領域におけるケアの考え方のポイント

①患者の病期や病状に合わせ、包括的な視点でケアを考える
②スケールを用いて予後予測を行い、褥瘡ケアを優先するか否かを検討する
③褥瘡発生因子が取り除けるかどうかの検討を十分に行い、ケア目標設定をする

患者のQOLを考慮し、病気や症状に合わせた包括的な視点でケアを考える

緩和ケアが優先される終末期のがん患者には、さまざまな症状による苦痛が出現します。

第一に優先すべきことは、患者のQOLを考えなければならないということです。緩和ケアか褥瘡治療かどちらか一方を優先するのではなく、患者の病期や病状に合わせた包括的な視点が必要になってきます。

患者の予後をふまえて、ケアの方針を考える

そのためには、患者の予後を予測するという視点も大事です。なぜなら、予後が日単位の患者の身体症状による苦痛が強いなかで、褥瘡治療を優先しようとすると、体位変換そのものが苦痛の増強につながる可能性があるからです。

一方、予後が月単位の患者に緩和ケアを優先するあまり、「痛そうだから」と圧分散がまったくなされなければ褥瘡悪化をまねき、さらなる苦痛をもたらすことにもなり得ます。

患者の予後予測については、いくつかのスケールがあります。主治医に確認しながら、表1、2のようなスケールを利用するとよいでしょう。このスケールを用いて採点した例を図1に示します。

具体的な進め方

具体的な判断の進め方をアルゴリズムに示しました（図2）。また、患者のQOLを検討して緩和ケアと褥瘡治療を実施した事例を図3に示します。

終末期の患者は、自分の命とぎりぎりのところで向き合っています。本人が今望んでいることは何かを十分に話し合い、残された家族の悲嘆につながることのないような優先順位の選択が、医療者には求められています。

PART4　場面ごとの褥瘡予防

表1　Palliative Prognostic Score（PaPスコア）（点）

臨床的な予後の予測	1〜2週	8.5	A
	3〜4週	6.0	
	5〜6週	4.5	
	7〜10週	2.5	
	11〜12週	2.0	
	> 12週	0	
Karnofsky Performance Scale（表2）	10〜20	2.5	B
	≧ 30	0	
食思不振	あり	1.5	C
呼吸困難	あり	1.0	
白血球数（/μL）	> 11,000	1.0	
	8,501〜11,000	0.5	
リンパ球（%）	0〜11.9%	2.5	
	12〜19.9%	1.0	

得点	30日生存率	生存期間の95%信頼区間
0〜5.5	> 70%	67〜87日
5.6〜11	30〜70%	28〜39日
11.1〜17.5	< 30%	11〜18日

Maltoni M, Nanni O, Pirovano M, et al：Successful validation of the palliative prognostic score in terminally ill cancer patients. Italian Multicenter Study Group on Palliative Care. J Pain Symptom Manage 1999：17（4）：240-247. より引用

注：表1のA、B、Cは次ページ図1に対応

表2　Karnofsky Performance Scale

	スコア	患者の状態
正常の活動が可能。特別な看護が必要ない	100	正常。疾患に対する患者の訴えがない。臨床症状なし
	90	軽い臨床症状はあるが、正常活動可能
	80	かなり臨床症状はあるが、努力して正常の活動可能
労働することは不可能。自宅で生活できて、看護はほとんど個人的な要求によるものである。さまざまな程度の介助を必要とする	70	自分自身の世話はできるが、正常な活動・労働をすることは不可能
	60	自分に必要なことはできるが、ときどき介助が必要
	50	病状を考慮した看護および定期的な医療行為が必要
	40	動けず、適切な医療および看護が必要
身のまわりのことを自分でできない。施設あるいは病院の看護と同等の看護を必要とする。疾患が急速に進行している可能性がある	30	まったく動けず、入院が必要だが、死は差し迫っていない
	20	非常に重症。入院が必要で精力的な治療が必要
	10	死期が迫っている
	0	死

緩和ケア領域　167

A　医師の経験に基づく予後
「3〜4週」とする⇒6.0点

B　ケアの必要度[*1]
「日常生活援助と介護が必要な状態」とする（表2で60点）⇒ 0点
*1「ケアの必要度」はナースのほうがよくわかっているため、医師と相談しながら表2をもとにつける

C　身体症状、検査値
「食思不振：あり」⇒ 1.5点
「呼吸困難：なし」⇒ 0点
「白血球数：9,000/μL」⇒ 0.5点
「リンパ球：15%」⇒ 1.0点

⇒合計9点

表1より、9点は「5.6〜11点」なので「30日生存率」は30〜70%となる。予後1か月程度の可能性は幅があるため50%程度と予測される

図1　PaPスコアを用いた採点の例

STEP1　患者のQOLとして、優先されること・したいことは何かを確認

STEP2　患者の病期・病状の確認

STEP3　褥瘡発生因子である「体圧の上昇」と「組織耐久性の低下」が、症状緩和によって取り除けるかどうかの検討を行い、目標設定する

体圧上昇
● 発生要因：終末期患者の身体症状が関連している場合
例：呼吸困難感による長時間の起座位や疼痛による体動制限、倦怠感によるADLの低下と同一体位の持続など

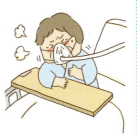

組織耐久性低下
● 発生要因：がんの悪液質症候群による低栄養や浮腫などの病態そのものが関連している場合

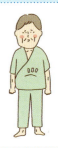

褥瘡発生因子が取り除ける場合 → まずは褥瘡治療を優先する

褥瘡発生因子が取り除けない場合 → 患者のQOLを中心に考えた「個別的な目標設定」とし緩和ケアを優先する

図2　具体的な進め方のケアアルゴリズム

●患者情報
・70歳代、男性、胆嚢がん・食道がん術後、肺転移、多発縦隔リンパ節転移
・呼吸困難感を主訴に自力歩行にて入院
・入院時のPaPスコア（表1）は13.0点で、予後は11〜18日と予測されていた

●褥瘡発生までの経緯と、行った治療・ケア
・入院3日目より呼吸困難感が強くなり、酸素投与しながらの床上生活となる
・体圧分散マットレスの使用を開始
・8日目には、呼吸困難感と呼吸不全の増悪から1日中起座呼吸での生活となる
・9日目に褥瘡発生。その後のSTEP（図2）は以下のとおりである

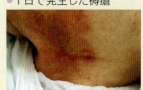
●1日で発生した褥瘡

STEP1 患者さんの希望は、呼吸困難感を改善する薬（麻薬・鎮静薬）は最後の手段であるという思いと、ご家族と最期まで会話したい気持ちがあった
STEP2 この時期の予後は日単位であった（表1で評価）
STEP3 褥瘡に関連した苦痛を増強しないようにした
・本人に褥瘡が発生したことを伝え、悪化を予防するために起座位を保持したままでポジショニンググローブを使用した圧分散を行うこととした
・本人とご家族との面会時間を優先し、日常のケアは本人の調子に合わせた時間で調整した。夜間は妻の希望で付き添いをしていたため、家族へもそのつど状況を説明し、希望があればいっしょにケアを行った
・10日目には苦痛が強く出現し、本人・家族と相談して、症状緩和のための薬剤を投与。翌日に亡くなられた

図3 事例：緩和ケアも褥瘡治療も患者のQOLを考えて検討

参考文献
1. 日本緩和医療学会：苦痛緩和のための鎮静に関するガイドライン2010年版．
https://www.jspm.ne.jp/guidelines/sedation/2010/chapter05/05_03_01.php（2018.4.20アクセス）
2. 青木和恵：臨床と研究に役立つ 緩和ケアのアセスメント・ツールⅩ．患者・家族における臨床ツール 9．がん終末期褥瘡ケア・アセスメントツール．緩和ケア増刊号 2008；18．

手術室での褥瘡予防

帯刀朋代

手術室（術中）での褥瘡予防のポイント

①術中に予測される体位やローテーション、予測手術時間について術者とコミュニケーションしておく
②予防的スキンケアには多層性ドレッシング材がこれからの主流
③どんなに頑張ってもナースが行えるケアには限界がある

術中の褥瘡発生ハイリスク因子とは

手術室では、安全な手術進行が最優先です。術者が手を止めて定期的に体位変換を行うことや、手術台からの転落予防、安定した体位固定を行うために一般病棟で使用するようなエアマットレスなどが使用できないなど、病棟では褥瘡予防として当たり前のケアを、手術室では実施することができないという特徴があります。

しかし、褥瘡ハイリスク患者ケア加算（**表1**）

のなかで、ハイリスク項目として挙がっている9項目のうち次の2項目「6時間以上の全身麻酔下による手術を受けたもの」「特殊体位による手術を受けたもの」が、術中の褥瘡発生のハイリスク因子とされており、重点的な褥瘡予防が必要です。本項では、術前・術中・術後に分けて、褥瘡予防をみていきたいと思います。

術前のケア

1. リスクアセスメント

術前のリスクアセスメントは、患者の個体要因と手術中の環境要因から行います。**図1**[1]に褥瘡発生の概念図を示します。

基本的動作能力については麻酔の影響で消失することはいうまでもありませんが、病的骨突出・関節拘縮や浮腫の有無については術前訪問で観察します。骨突出や関節拘縮がある場合は術前シミュレーションを行えるとよいのですが、十分な時間がない場合には、上敷き型の体圧分散マットレスを、安定した体位固定を損なわない範囲で厚くして対応します。

表1　褥瘡ハイリスク患者ケア加算

- ショック状態のもの
- 重度の末梢循環不全のもの
- 麻薬等の鎮痛・鎮静剤の持続的な使用が必要であるもの
- 6時間以上の全身麻酔下による手術を受けたもの
- 特殊体位による手術を受けたもの
- 強度の下痢が続く状態であるもの
- 極度の皮膚の脆弱（低出生体重児、GVHD、黄疸等）であるもの
- 皮膚に密着させる医療関連機器の長期かつ持続的な使用が必要であるもの
- 褥瘡に関する危険因子（病的骨突出、皮膚湿潤、浮腫等）があってすでに褥瘡を有するもの

PART4 場面ごとの褥瘡予防

図1 褥瘡の概念図

真田弘美, 大浦武彦, 中條俊夫, 他：褥瘡発生要因の抽出とその評価. 褥瘡会誌 2003；5 (1-2)：139. より改変して転載

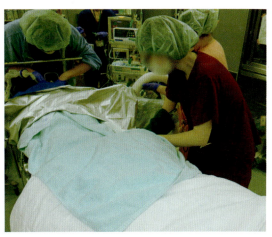

図2 すべりのよいポジショニンググローブを用いた除圧

術前に、これらの個体要因の情報が得られれば入室前から準備することができ、入室後に、加温された手術台に、冷たい体圧分散用具を追加するということがなくなります。

2. 手術シミュレーション

　もう一つ術前に行う大切なことは、術者に手術の流れを聞いておくことです。何を聞くかというと、①申し込まれている手術時間より延長する可能性はどの程度あるのか、②手術中の体位ローテーションの予定はあるのか、の2つが肝要です。

　術者は術前に、手術の流れをシミュレーションしています。ですから、「手術中の剥離操作に時間がかかりそうだ」「リンパ節郭清に難渋しそうだ」などといった、手術室を申し込むときの予定手術時間とは別に、"もしかしたら手術時間が予定より延長するかも"という見立てをもっている場合があります。手術時間が長くなればなるほど褥瘡発生リスクが高まります[2]から、そうした情報をあらかじめ術者から引き出すことができれば、体圧分散用具やスキンケア用品の選択、除圧（図2）を入れる間隔などといった術中ケアを、より最適なものにすることができます。

　また、同様に手術操作のなかで、どのタイミングでどのくらいのローテーションをかけるかということも想定している場合が多いので、頭側にずれるのか足側にずれるのか、左右にずれるのか、あるいはそのいずれも想定しているかによっても、体位固定時に体圧分散用具をどこに入れるかということをあらかじめ考え、用意することができます。

　さらに、こうした情報に、前述したリスクアセスメントの骨突出や浮腫といった個体要因を組み合わせることで、個々の患者に合わせたケアを行うことができます。

　手術が始まってしまったら、体圧分散用具や予防的スキンケアを追加することはほぼ不可能だと思います。ですから、術前のケアプランが重要となります。

術中のケア

1. 体圧分散用具の使用

　最近の手術台は、体圧分散能をあらかじめ有しているものも出てきています。ただし、手術台の種類や使用期間によって体圧分散の性能は異なるため、必要に応じて上敷き型の体圧分散用具を追加する必要もあります。術者によっては、厚すぎ

る体圧分散用具を嫌う場合もあり、導入にあたっては事前の調整が必要かもしれません。一方、上敷き型の体圧分散用具は、褥瘡発生率を減少させます[3]。

術者の理解を得たうえで、必要な体圧分散用具を使用していくことは、手術室ケアの責務といえるでしょう。

2. ドレッシング材の使用

手術室での褥瘡を予防するためにさまざまなスキンケア用品の使用が報告されていますが、最新のトピックとしては、予防用の多層性のドレッシング材（図3）です。多層構造のドレッシング材は、ローテーション時や自重による体の沈み込みの際などに、ドレッシング材の内部の構造物がずれることによって、皮膚に加わるずれ力を低減させている可能性や、空気を含有し、厚みのあるパッドが衝撃を和らげる可能性があるといわれています[4]。

長時間の心臓血管外科手術の際に、踵に貼付している例を示します（図4）。

3. 体温・湿潤の管理

近年、褥瘡発生要因として"マイクロクライメット"という概念が出てきています。これは、皮膚表面または組織の温度、身体と皮膚表面の湿潤

メピレックス®ボーダー プロテクト
せんこつ用
（メンリッケ ヘルスケア株式会社）

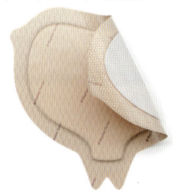

アレビン® ライフ
（スミス・アンド・ネフュー株式会社）

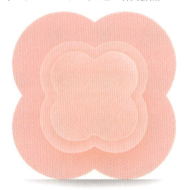

図3 多層性のドレッシング材の例

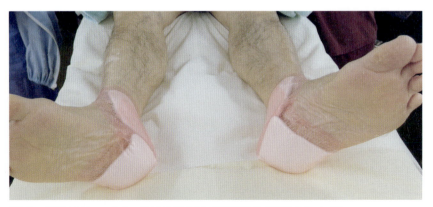

図4 踵にドレッシング材を貼付し褥瘡発生を予防した例

とされ、手術中の高体温や、高体温による発汗や消毒液などの湿潤環境があいまって褥瘡発生リスクを高めるという知見です。

通常、組織は体温が上昇することで代謝が亢進し、酸素などの必要量が増加する一方で、その部位に高い体圧が加わっていた場合に、必要量に供給量が追いつかないことで褥瘡リスクが高まると考えられています。したがって、手術中の体温管理と湿潤管理が必要となります。湿潤管理としても、外からの防水性があるドレッシング材を貼付することで消毒液などの付着を回避することができ、湿潤コントロールの役割も果たすことになります。

コストは褥瘡ハイリスク患者ケア加算で補うことになりますが、予防することは最大の経費節約となりますので、好発部位の保護は必要不可欠な時代になってきています。

術後のケア

術後のケアとして最も重要なことは、術中の体位に応じた褥瘡好発部位を観察し、皮膚の状態を病棟に申し送ることです。

とはいえ、帰室直前のリカバリールームはバタバタしていることが多いと思います。もし、観察が行えていない部位があれば、どの好発部位の確認ができていないのかを申し送りし、記録に残しておくことが重要です。記録を残しておくことで、ケアの振り返りの材料や、未来に向けての課題の抽出などの資料となります。できたことだけでなく、できなかった一言でも残しておくことで、ケア改善のPDCAサイクルを回す大きな力になるに違いありません。

また、術中に長時間のローテーションがあれば、その情報を病棟に申し送ることも重要です。病棟看護師には手術室内の特殊な環境を想像することは難しい場合が少なくありません。後日、思いもよらないところに皮膚変化が起きたとき、手術室看護師には、術中加わった圧力によるものだと簡単にわかっても、病棟看護師がその判断をすることは難しいのです。

褥瘡予防を、より発展させていくためにも、手術の結果に起きた変化はフィードバックを受けられるよう、病棟看護師と情報交換することは有益なことといえます。

よりよいケアを行おうという信念をもち、行ったケアを振り返る

手術は、患者が健康状態を向上させようとして臨むものですから、皮膚障害という新たな健康障害が増えないことをめざすことは、私たちの存在意義にもかかわることです。「手術を受けたのだから皮膚障害はしょうがない」などと思わず、よりよいケアに改善しようという信念をもち、さらに行ったケアを振り返ることで、患者はより質の高いケアが受けられるようになるだろうと信じています。

引用文献

1. 真田弘美, 大浦武彦, 中條俊夫, 他：褥瘡発生要因の抽出とその評価. 褥瘡会誌 2003；5（1-2）：136-149.
2. 帶刀朋代, 渡邊亮, 他：待機手術における予定手術時間の超過が褥瘡発生に与える影響の検討. 第46回日本創傷治癒学会プログラム抄録集. 2016：140.
3. Ba'Pham, Laura T, James M, et al：Support surfaces for intraoperative prevention of pressure ulcers in patients undergoing surgery：A cost-effectiveness analysis. Surgery 2011；150（1）：122-132.
4. 世界創傷治癒学会（WUWHS）コンセンサスドキュメント 褥瘡予防用ドレッシング材の役割. 2016：10.

在宅領域

黒木さつき

> ## 在宅領域での褥瘡予防のポイント
> ①在宅では、褥瘡予防用品を十分に揃えることは病院や医療施設と比べてむずかしいことも
>   あり、患者・家族への金銭的な負担になることもあるので、いまある資源を有効に活用でき
>   るよう工夫する
> ②ポジショニングや除圧など褥瘡予防における重要なケアを、在宅でも十分に行えるように
>   工夫する
> ③褥瘡の処置を行う際も、さまざまな工夫で汚染や感染予防に努める

在宅療養者と介護者をともに支えながら、褥瘡予防を遂行する

在宅での褥瘡対策に、エアマットレスやドレッシング材などのケア用品などが積極的に導入されるようになってきています。しかし、病院と比べてマンパワー不足や衛生材料の調達などに苦慮することが多いのが現状です。

在宅では、いまある資源をうまく活用して、褥瘡ケアを実践していくことも大切です。そして、在宅での環境を整え、在宅療養者と介護者をともに支えながら褥瘡予防を遂行することが必要です。

さまざまな褥瘡予防用品を身近なもので代用する

1. 市販のクッションや座布団を工夫して使用する

褥瘡を予防するための体位変換やポジショニングは、長時間同一部位に加わる外力を減らして褥瘡の発生を防ぐために、重要なケアの一つといえます。

在宅では、介護保険制度を活用して福祉用具のレンタルを利用したり、購入することができます。しかし、ポジショニングクッションが十分に用意できず、市販のクッションや座布団などを代用することがあります。その場合、選択するクッションは厚みがあり、体と接触する面は、やわらかく触り心地がよいものを選択するようにしましょう（図1）。

また、バスタオルや座布団などを丸めて使用する場合は、ただ丸めるだけでは時間とともに形が崩れる恐れがあるので、ひもなどで縛るとよいでしょう。ただし、これらを縛る際に使用したひもやタオルのしわ、クッションや座布団のカバーについているファスナーなどによる圧迫や、接触による皮膚の損傷など、新たな褥瘡が発生しないよう体に接触しない位置に、ひもやファスナーがくるようにしましょう（図2）。

PART4 場面ごとの褥瘡予防

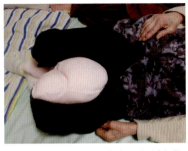
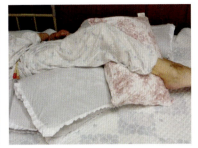
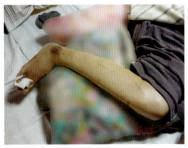

市販のクッションや座布団などを代用する場合は、厚みがあり、体と接触する面はやわらかく、触り心地がよいものを選択する

図1 ピローの代わりにクッションや座布団などを使用

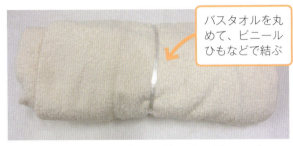
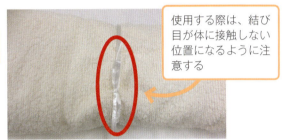

バスタオルを丸めて、ビニールひもなどで結ぶ

使用する際は、結び目が体に接触しない位置になるように注意する

図2 バスタオルを丸めて使用する際の工夫

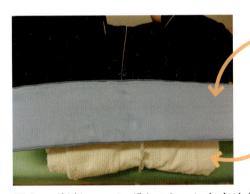

身体のすぐ下にポジショニングクッションを当てる

高さ調整として、ポジショニングクッションとマットレスの間に挟むように、丸めたバスタオルなどを置く

図3 ポジショニングクッションと丸めたタオルを併用

2. ポジショニングクッションと市販のクッションなどを併用する

ポジショニングクッションと合わせて使用する場合は、体に触れる側にポジショニングクッションを当てるようにし、バスタオルや市販のクッションなどは寝具（マットレス）との間に挟むように置きます。数少ない褥瘡予防用具も、使い方を工夫することが大切です（図3）。

在宅領域 | 175

3. 座布団やクッションでスモールチェンジ法を行う

ベッドとマットレスの間にクッションや座布団を挟み込むことで、自宅でも簡単にスモールチェンジが行えます（図4）。マンパワーが不足する在宅で大きく体位変換ができなくても、この方法によって体の一部の圧迫を解除することができ、介護者の負担軽減にもつながります。1人でも行うことができるので、訪問中にも実施することが可能です。

4. 背抜きなど除圧を行うときはビニール袋を使う

背抜きなどで圧迫やずれを排除する際には、専用のポジショニンググローブ（p.110参照）がなくても、ビニール袋などで代用することができます。ビニール袋は比較的用意しやすく、在宅で

も重宝します。ビニール袋に腕を入れ、専用のグローブと同様の使い方で、皮膚にかかるずれや圧迫を排除します（図5）。

5. 洗浄ボトルの代わりにペットボトルを使用する

創周囲の皮膚は、滲出液や汗、排泄物などの汚れが付着しています。それらを除去し、創感染のリスクを少なくするために洗浄を行いますが、そこで必要になるのが洗浄ボトルです。

洗浄用の専用ボトルがない場合は、500mLのペットボトルで代用することができます。

ペットボトルのキャップに複数個小さな穴を開けると、洗浄ボトルのように使うことができます。キャップに穴を開ける際、部分的に斜め方向に穴を開けると、シャワーのように洗浄液が出てきます。

やわらかい素材のペットボトルよりは、少し

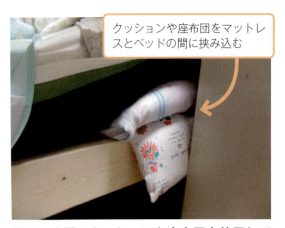

図4 市販のクッションや座布団を使用してスモールチェンジを行う

クッションや座布団をマットレスとベッドの間に挟み込む

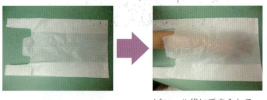

ビニール袋に手を入れる

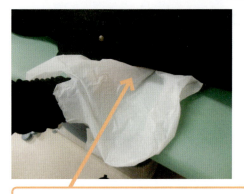

手を入れたビニール袋を身体の下に差し込み、身体の表面をなでるようにゆっくり動かす

図5 ポジショニンググローブの代わりにビニール袋を使用

硬めのもののほうが使いやすいです（図6）。

6. 褥瘡の処置をする際は汚染に配慮し、感染に注意する

褥瘡の処置を行う場合、洗浄液が漏れ、寝衣や寝具まで汚れることがあります。汚染による寝衣や寝具の交換の手間や洗濯などが家族の負担にもつながるので、できるだけ汚染しないよう配慮が必要です。

また、寝衣や寝具の汚染を防ぐために、着用しているおむつや尿取りパッドなどを、そのまま処置シートの代わりに使うこともあります（図7）。あわせて、ビニール製のレジャーシートなどを敷いてもよいでしょう。

ビニールシートの代わりに、少し厚手で丈夫な、十分な大きさのビニール袋などを広げ、その上にタオルなどを敷くことでも、寝具への汚染を防ぐことができます。最近ではペット用シートなどを代用することもありますが、あくまで処置時の寝衣や寝具への汚染を予防するためのシートとして利用します。

また、外用薬を塗布する際は、アイスクリームなどのプラスチック製や木製のスプーンの裏側を使い、外用薬を伸ばすことができます（図8）。ユーパスタ®コーワ軟膏やイソジン®シュガーパスタのようなポビドンヨード・シュガーは、外用薬を褥瘡内に収まる程度の大きさに丸めてから褥瘡部分に当てると、外用薬がはみ出ることなく褥瘡内にうまく充填することができます（図9）。

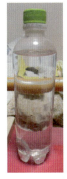
ペットボトルは、やわらかいものより少し硬めのボトルのほうがよい

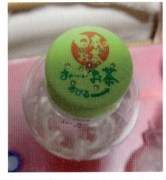
キャップに複数個穴を開ける

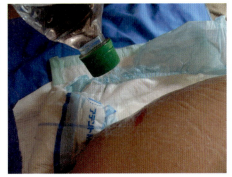
部分的に斜め方向に穴を開けると、シャワーのように洗浄液が出る

図6 洗浄ボトルの代わりにペットボトルを使用

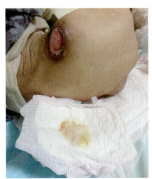
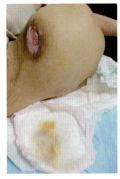

患者が着用していたおむつや尿取りパッドをそのまま処置シートの代わりに使う。レジャーシートや大きめのビニール袋などを下に敷いてもよい

図7 処置シートの代わりにおむつやレジャーシートを使用

在宅領域 | 177

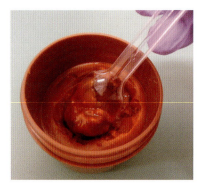
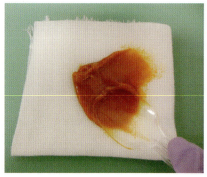

プラスチック製や木製のスプーンの裏側を使い、外用薬を伸ばすことができる

図8 外用薬を伸ばす際の工夫

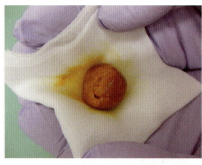
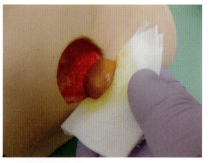

外用薬を、褥瘡内に収まる程度の大きさに丸めてから創に当てると、うまく充填することができる

図9 外用薬を褥瘡内に収まる大きさに丸めて充填する

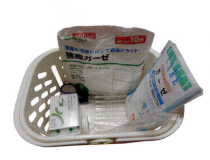
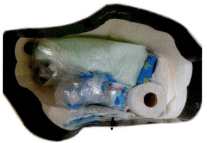

市販のカゴや袋などにまとめておくと処置をする人がわかりやすい

図10 褥瘡処置に使う物品などは1つにまとめておく

　なお、褥瘡ケアに必要な物品などは、誰でもわかるように整理しておくとよいでしょう。市販されているカゴや袋などにまとめて用意しておくと把握しやすいです（図10）。

参考文献
1. 日本褥瘡学会 編：在宅での褥瘡予防・管理の基本．在宅褥瘡予防・治療ガイドブック 第3版．照林社，東京，2015：2-9．
2. 松井優子，松本勝：摩擦・ずれを防ぐ有効なポジショニングとスモールチェンジ法．真田弘美，市岡滋，溝上祐子 編，進化を続ける！褥瘡・創傷 治療・ケア アップデート．照林社，東京，2016：38-44．

資料　DESIGN-R® 褥瘡経過評価用

		カルテ番号（　　　　　　　　　　） 患者氏名（　　　　　　　　　　　）	月日	/	/	/	/	/	/

Depth 深さ　創内の一番深い部分で評価し、改善に伴い創底が浅くなった場合、これと相応の深さとして評価する

d	0	皮膚損傷・発赤なし	D	3	皮下組織までの損傷							
	1	持続する発赤		4	皮下組織を越える損傷							
				5	関節腔、体腔に至る損傷							
	2	真皮までの損傷		U	深さ判定が不能の場合							

Exudate 滲出液

e	0	なし	E	6	多量：1日2回以上のドレッシング交換を要する							
	1	少量：毎日のドレッシング交換を要しない										
	3	中等量：1日1回のドレッシング交換をする										

Size 大きさ　皮膚損傷範囲を測定：[長径（cm）×長径と直交する最大径（cm）] *3

s	0	皮膚損傷なし	S	15	100 以上							
	3	4 未満										
	6	4 以上　16 未満										
	8	16 以上　36 未満										
	9	36 以上　64 未満										
	12	64 以上　100 未満										

Inflammation/Infection 炎症/感染

| i | 0 | 局所の炎症徴候なし | I | 3 | 局所の明らかな感染徴候あり（炎症徴候、膿、悪臭など） | | | | | | | |
| | 1 | 局所の炎症徴候あり（創周囲の発赤、腫脹、熱感、疼痛） | | 9 | 全身的影響あり（発熱など） | | | | | | | |

Granulation 肉芽組織

g	0	治癒あるいは創が浅いため肉芽形成の評価ができない	G	4	良性肉芽が、創面の 10％以上 50％未満を占める							
	1	良性肉芽が創面の 90％以上を占める		5	良性肉芽が、創面の 10％未満を占める							
	3	良性肉芽が創面の 50％以上 90％未満を占める		6	良性肉芽が全く形成されていない							

Necrotic tissue 壊死組織　混在している場合は全体的に多い病態をもって評価する

| n | 0 | 壊死組織なし | N | 3 | 柔らかい壊死組織あり | | | | | | | |
| | | | | 6 | 硬く厚い密着した壊死組織あり | | | | | | | |

Pocket ポケット　毎回同じ体位で、ポケット全周（潰瘍面も含め）[長径（cm）×短径*1（cm）] から潰瘍の大きさを差し引いたもの

p	0	ポケットなし	P	6	4 未満							
				9	4 以上 16 未満							
				12	16 以上 36 未満							
				24	36 以上							

部位 [仙骨部、坐骨部、大転子部、踵骨部、その他（　　　　　　　）]　　　　　　合計*2
*1："短径"とは"長径と直交する最大径"である
*2：深さ（Depth：d.D）の得点は合計には加えない
*3：持続する発赤の場合も皮膚損傷に準じて評価する

©日本褥瘡学会／2013

日本褥瘡学会：DESIGN-R® 褥瘡経過評価用．http://www.jspu.org/jpn/member/pdf/design-r.pdfより許可を得て転載

あとがき

　本書は、皮膚・排泄ケア認定看護師の頭の中を覗き見するかのような内容を目指しました。

　私たち認定看護師は、現場の看護師と一緒にケアを行うなかで、判断に迷っている場面など、あらゆる現状を目の当たりにしています。そこで、実際に現場の看護師がどんなことを悩みながらケアに携わっているのか、また、どのような場面で判断に迷うのかなど、具体的な場面に焦点をあてて構成を考えました。

　たくさんの皮膚・排泄ケア認定看護師の方々にご執筆いただいたおかげで、ケアに対する考え方や観察のポイント、視点を変えたケア方法や物品の使い方など、今まで気づかなかったことや思い浮かばなかったケアなど、編集を担当した私たちも新たに発見することがたくさんありました。

　本書では、皮膚・排泄ケア認定看護師のケアに対する想いだけでなく技術も、できるだけわかりやすく、正確に伝えられるように写真やイラストを多く用い、視覚からもより理解しやすい内容となるように編集いたしました。現場で困ったときや悩んだときなどに本書を取り出して、WOCナースの知恵やワザなどを存分にご活用していただければ幸いです。

　そして、私たち皮膚・排泄ケア認定看護師だけでなく、現場の看護師のさらなる活躍により、これからの褥瘡・創傷・スキンケアにおいて、患者にとってよりBESTなケアの提供につながることを願っています。

　最後に、本書を出版することができたのは、多忙ななか総監修を務めていただいた溝上祐子先生をはじめ、ご執筆いただいた先生方のおかげです。心より深く御礼申し上げます。

2019年5月

公益社団法人日本看護協会看護研修学校
認定看護師教育課程 教員
小林智美

稲沢市民病院 看護部
黒木さつき

索引

和文索引

あ

アームカバー	25
アウトカム評価	19
亜鉛華軟膏	16,46,145,149
垢	49
悪臭	5
圧解除	143
圧管理	141
圧切替型エアマットレス	108
圧痕	58
圧再分配	5
圧抜き	54
圧迫	9,15,35,56,59,60,68,99,140,158,176
圧迫固定	27
圧迫固定用テープ	27
圧迫痕	70
圧迫止血	29
圧迫創傷	9,16,74
圧分散	132,143,166
アルカリ性	53

い

胃管チューブ	67
萎縮	164
移乗	8,25
板状皮膚保護剤	46,92
痛み	35
移動	44,71
医療関連機器	9
医療関連機器圧迫創傷	9
医療コスト	21
医療材料	64
医療費	18
医療用テープ	114
イレウス管	68
胃瘻	35
咽頭	96
陰部洗浄	16

う

ウレタンテープ	58
ウレタンフォーム	136

え

エアクッション	54
エアマットレス	21,174
永久気管孔	96
衛生材料	174

栄養管理	5
栄養剤	35
壊死組織	3,5,31,162
エモリエント効果	112
嚥下訓練	69
炎症	65
炎症期	3
炎症細胞	3
延長チューブ	72

お

横隔膜	164
オープン（開放式）ドレーン	88
おしり用清拭剤	116
汚染	177
おむつ	15,33,41,116
Ω留め	68
温湯	53
オンライン診療	19

か

ガーゼ	33,74,102
ガーゼドレッシング	33
ガーゼ保護	99
外果	65
介護福祉施設	19
介護保険制度	174
外部ストッパー	37
潰瘍	59,99,162
外用薬	5,20,134,149
外力	7,32,108
下咽頭がん	96
化学的刺激	32,153
踵	51
角質	52
角質細胞間脂質	112,123
角質水分量	123
角質層	32,108,112,140
角質増殖型	51
角質剥離	138,145
角層	7
下肢	59
加湿	53
合併症	164
カテーテル	124,165
可動域	92
カバードレッシング	78
紙おむつ	40
顆粒層	7
環境調整	102
環境要因	170

関節	99
関節可動域	108
関節拘縮	42,170
感染	3,31,49,77,155
感染徴候	100
乾燥	8,25,51,111,119,145
緩和ケア	166

き

機械的刺激	138
気管挿管	12
義歯	54
傷痕	2,49
気体	138
基底層	7,140
基底膜	7
機能的残気量	164
ギプス	60,65,154
ギプス用下巻きチューブ包帯	25
基本的動作能力	170
ギャザー	40
キャスト	65
吸収量	41
吸収力	41
仰臥位仙骨部圧	108
胸郭	164
胸部	70
亀裂	111
筋層	29

く

苦痛	99,166
靴下	101
クッション	107
グラスファイバー	65
クリーム	119
車いす	25
クレンメ	36

け

脛骨前面	65
経済的側面	19
経済的負担	85
傾斜機能付きベッド	135
経腸栄養	67,135
経鼻胃管	67
経鼻カニューレ	56
経鼻高流量療法	12
経皮酸素飽和度モニター	56
経皮的心肺補助	124,142
痙攣	8

索引 | 181

血圧低下 ····················· 124
血管新生 ························ 4
血管内皮細胞 ··················· 4
血腫 ···························· 8
血小板由来増殖（成長）因子 ····· 3
欠損部 ······················· 140
血流 ···················· 114,124
血流障害 ····················· 136
下痢便 ························ 42
下痢便対応パッド ·············· 42
ゲル化 ························ 89
ゲル状 ···················· 35,138
ゲル素材 ······················ 64
健常皮膚 ······················ 33

こ

抗炎症作用 ··················· 135
高温多湿 ····················· 116
抗がん剤 ························ 8
後期高齢者 ····················· 19
高機能エアマットレス ·········· 132
高吸収ガーゼ ··················· 37
抗凝固薬 ························· 8
拘縮 ························· 126
抗真菌成分 ····················· 51
好中球 ························· 3
高度創傷管理技術 ·············· 21
紅斑 ·························· 16
肛門周囲 ······················ 15
高齢化 ························ 18
高齢者 ························ 24
誤嚥 ························· 164
呼吸器合併症 ·················· 164
呼吸状態 ······················ 12
個体要因 ····················· 170
固着 ·························· 35
骨格筋 ························ 164
骨折 ····················· 66,126
骨突出 ··················· 42,60,106
固定 ·························· 56
固定水注入部 ··················· 71
固定用バンド ··················· 54
粉状皮膚保護剤 ···· 16,35,46,89,95
コネクター ····················· 72
混合外用薬 ····················· 46

さ

細菌 ····················· 51,53
座位姿勢 ····················· 148
在宅 ························· 174
在宅医療 ······················ 19
在宅看護 ····················· 151
在宅療養者 ···················· 174
細胞外液 ····················· 111
酸素化 ······················ 164
酸素マスク ····················· 12

サンプルポート ················· 71

し

シーネ ·················· 60,65,154
紫外線 ······················ 140
自壊創 ······················ 102
敷石状 ························ 46
色素脱失 ························ 8
色素沈着 ················ 8,106,140
刺激 ·························· 46
止血 ··························· 3
資源管理 ······················ 19
自己体動 ····················· 132
自己融解 ····················· 162
自重関連褥瘡 ···················· 9
ジスキネジア ·················· 153
姿勢 ························· 106
自然瘻孔 ······················ 96
自着性包帯 ····················· 31
失禁 ························· 134
失禁関連皮膚炎 ·············· 14,46
湿潤 ·························· 53
湿潤環境 ····················· 145
湿潤バランス ·················· 150
湿疹病変 ····················· 140
疾病構造 ······················ 21
自動体位変換機能付き高機能
　エアマットレス ············· 133
歯肉 ·························· 54
紫斑 ················· 8,24,59,129
しびれ ······················ 128
脂肪 ·························· 29
ジメチルイソプロピルアズレン
··························· 135
シャーレ型シーネ ·············· 66
社会的動向 ····················· 19
弱酸性 ························ 46
シャフト ······················ 37
臭覚測定法 ···················· 104
修復 ··························· 2
重力 ························· 164
手関節部 ······················ 74
手術 ··························· 8
手術時間 ····················· 171
手術室 ······················ 170
手術台 ······················ 170
腫脹 ·························· 65
出血 ····················· 3,29,97
出血凝固期 ····················· 3
術後創 ························ 88
術前シミュレーション ·········· 170
術前のケアプラン ·············· 171
循環障害 ····················· 124
循環動態 ····················· 162
循環不良 ····················· 126
除圧 ······ 54,99,106,132,136,143,171

消化液 ························ 35
消臭効果 ····················· 103
消臭剤 ······················ 102
消毒 ··························· 8
上皮化 ··················· 138,160
上皮形成促進 ·················· 145
踵部 ··················· 65,136,154
情報通信技術 ··················· 19
褥瘡周囲皮膚 ··················· 83
褥瘡重症化率 ··················· 21
褥瘡状態判定スケール ············ 2
褥瘡深達度 ···················· 162
褥瘡対策加算 ··················· 19
褥瘡の評価 ···················· 129
褥瘡ハイリスク患者ケア加算
························· 19,170
褥瘡発生率 ················ 20,172
褥瘡マネジメント加算 ··········· 19
褥瘡予防用具 ·················· 174
徐脈 ························· 124
シリコーンドレッシング材 ······ 134
シリコーン粘着材 ··············· 99
シリコーンメッシュシート ······· 30
白ワセリン ···················· 135
しわ ······················ 59,89
真菌 ·························· 51
人口減少 ······················ 19
人工呼吸器 ···················· 164
人工呼吸器関連肺炎 ············ 164
伸縮性包帯 ···················· 114
滲出液 ····· 3,32,77,92,103,146,176
身体症状 ····················· 166
身体的・精神的苦痛 ············· 20
身体的変化 ····················· 49
診断群分類 ···················· 151
浸透 ·························· 52
浸軟 ······ 12,15,32,53,77,108,150
真皮 ····················· 2,7,130
深部静脈血栓症 ················· 59
深部損傷褥瘡 ·················· 129
心理的ストレス ················ 106
診療報酬・介護報酬同時改定 ······ 19

す

水分蒸散 ······················ 72
水分出納 ······················ 48
水分補給 ····················· 119
水分保持機能 ·················· 112
水分量 ························ 32
水疱 ················ 8,59,59,146,159
水様便 ······················ 151
スキンケア製品 ················· 49
スキン-テア ········· 6,24,29,49,113
ステロイド ····················· 8
ステロイド長期投与患者 ········· 24
ストーマ患者 ··················· 85

ストーマケア···················35
ストーマ装具············85,89,97
ストーマ保有者···············88
ストッキネット············66,125
スプレー······················85
スポンジ······················25
スモールチェンジ······133,143,176
スライディングシート···········25
スルファジアジン銀···········162
ずれ· 15,55,59,65, 68,74,134,159,176

せ

清潔·····················12,49
清潔ケア····················53
清拭·····················8,53
脆弱·····················40,99
成熟期························4
清浄化························3
精神的苦痛···················49
精神的ストレス···············164
生着························146
整腸剤·······················48
生理機能··················49,88
生理食塩水················29,46
脊髄損傷···················126
脊椎部·····················162
脊椎変形···················162
接触圧·····················133
背抜き·····················176
線維芽細胞····················4
線維芽細胞増殖（成長）因子·······4
仙骨部·············132,145,146
センサー····················56
洗浄··············5,29,35,118
洗浄剤··················49,53
洗浄ボトル··················176
全身状態··················48,162
前腸骨稜····················93

そ

創縁···············77,130,150
創感染·····················176
喪失感······················49
創周囲皮膚················34,77
創傷·······················15
創傷治癒··················32,150
創傷治癒過程··············2,83,150
創傷被覆材···· 5,28,30,62,69,77,99
創傷用シリコーンドレッシング
·························61
増殖期·······················4
爪白癬······················51
創部壊死組織················162
創面··················77,160
創面環境調整···················5
側臥位·····················108

足関節部··················63,74
足趾····················99,158
足底·······················51
足背·······················65
足背動脈···················124
足白癬······················51
足浴·······················125
鼠径部··················15,43
阻血·······················124
底付き··················107,132
組織間質液··············111,114
組織損傷··················124,156
組織耐久性低下··············168
ソフトシリコーン·············156
損傷·······················32

た

第 7 次医療計画···············19
体圧····················108,158
体圧上昇···················168
体圧分散寝具··············108,126
体圧分散マットレス·····132,165,170
体圧分散用具···················5
体位固定···················170
体位変換······· 5,25,44,71,126,142,
            153,160,164,166,174
体位変換間隔················108
体位変換時間················132
体位ローテーション···········171
体外膜型肺··················142
代謝·······················124
苔癬化·····················140
大腿骨遠位端骨折·············154
大腿部··················71,124
大転子部···················138
体動·······················70
体表温度···················124
タオル······················25
タオルドライ················123
多層構造シリコーンフォーム
  ドレッシング·············143
多層構造のドレッシング材·······172
脱白·······················126
たるみ··················89,150,160
炭酸泉足浴··················124
弾性ストッキング·············59
弾性包帯····················66
蛋白分解酵素···················3

ち・つ

チアノーゼ···················66
チーム医療···················19
知覚異常···················128
治癒··················2,130,138
中手指節関節··················76
チューブ··············56,88,165

治癒過程···················129
腸液·······················88
腸炎·······················116
長期臥床····················60
筒状包帯··················25,74

て

低栄養··················8,135
泥状便·····················116
低体温症···················124
低蛋白血症··················111
ティッシュペーパー様············8
テーパーエッジ加工············81
テープ固定···················68
テープ剥離····················8
手袋·······················76
デブリードマン·················3
転倒························8
天然オイル···················50
天然保湿因子··············112,123
殿部··················15,148,160
転落···················8,170
殿裂部··················15,78

と

動静脈ライン·················72
動静脈留置針·················72
銅線接合部···················56
頭側挙上··················78,89
疼痛··················128,153,159
糖尿病·····················145
特定行為····················21
特定保険医療材料·············150
トップドレッシング···········100
ドライスキン··············118,145
努力呼吸···················165
ドレーン··············70,88,165
ドレッシング材 ·······20,30,37,77,
            138,142,153,174
ドレナージ···················88
ドレナージパック·············89

な

内果·······················65
内視鏡的逆行性胆管ドレナージ
·························67
内出血·····················113
軟膏···················16,99
難治性腹水··················145

に

におい·····················102
肉芽組織··················4,130
二次損傷···················145
二次的皮膚障害··············151
日光曝露·····················8

索引 | 183

日本語版 STAR スキンテア分類	半身麻痺 ···················· 126	福祉用具 ···················· 174
システム ····················· 6	反応性充血 ··················· 129	腹水 ························· 92
入院基本料 ··················· 19		腹部 ······················ 70,89

乳がん手術 ··················· 49	**ひ**	腹壁 ······················ 37,89
入浴 ······················· 8,123	ヒアルロン酸ナトリウム ········· 112	浮腫 ·············· 8,40,111,170
尿取りパッド ················· 41	微温湯 ······················ 46	浮腫抑制作用 ················· 135
認知機能低下 ·················· 8	皮下脂肪 ····················· 106	不織布 ······················ 50,74
認知症 ······················ 106	皮下組織 ····· 2,7,114,130,133,160	不随意運動 ···················· 8

	鼻腔チューブ ·················· 67	不整脈 ······················ 165
ね・の	非固着性ガーゼ ··········· 30,135,145	フットポンプ ················· 158
熱感 ························· 66	非固着性吸収パッド ············· 33	フットレスト ·················· 25
ネット包帯 ··················· 114	腓骨骨頭 ····················· 65	物理的刺激 ··················· 153
練状皮膚保護剤 ················ 93	尾骨部 ············· 134,153,148,150,153	部分圧 ······················ 106
捻挫 ························· 66	皮脂 ························· 53	ブロック状 ···················· 46
粘着剤付きパッド ·············· 65	皮脂腺 ······················ 53	分子標的治療薬 ················· 8
粘着物 ······················ 86	皮脂膜 ······················ 112,118	
ノルアドレナリン ·············· 124	皮脂膜形成 ··················· 140	

	皮脂量 ······················ 53	**へ**
は	非侵襲的陽圧換気 ··············· 9	平均寿命 ····················· 18
排液 ························· 95	鼻頂部 ······················ 69	閉鎖環境 ····················· 31
肺炎 ························· 164	菲薄 ······················ 88,111	ベッド柵 ····················· 25
バイオフィルム ················ 150	ひび割れ ····················· 51	ヘミデスモゾーム構造 ············ 7
排せつ支援加算 ················ 19	皮膚炎 ······················ 140	便 ························· 14
排泄物 ········· 14,15,32,40,46,176	皮膚温 ······················ 123	便失禁 ······················ 16
排泄量 ······················ 41	皮膚脆弱 ····················· 24	便培養 ······················ 48
バイタルサイン ··············· 125,142	皮膚損傷 ····················· 20	
ハイドロコロイドドレッシング	皮膚剥離 ····················· 138	**ほ**
··············· 150,138,160	皮膚保護剤 ·········· 12,17,55,56	膀胱留置カテーテル ············ 28,71
排便回数 ····················· 48	被覆 ························· 162	放射線 ······················· 8
ハイリスク ··················· 24	皮弁 ······················ 29,146	膨潤 ························· 89
ハイリスク要因 ················ 20	皮膜剤 ······················ 83,151	保温 ························· 124
パウダー ····················· 35	病期 ························· 168	保険償還 ··················· 64,69,151
パウチング ··················· 89,95	表在性真菌感染症 ··············· 51	保険診療 ······················ 4
白色ワセリン ················· 30,135	病状 ························· 168	保護 ······················· 5,25
白癬症 ······················ 99	費用対効果 ··················· 19	保護オイル ··················· 80,119
白線状瘢痕 ··················· 24	病的骨突出 ·················· 132,170	ポジショニング ········· 5,126,136,
バクテリア ··················· 138	表皮 ························· 2,7	156,164,174
剥離剤 ······················ 25,85	表皮化 ······················ 130	ポジショニングクッション
剥離刺激 ····· 27,64,77,114,134,145	表皮基底細胞 ················· 130,146	················ 132,175
発汗 ························· 165	表皮突起 ······················ 7	ポジショニンググローブ
パック ······················ 121	表皮剥離 ····················· 30,134	············· 25,110,165
撥水 ························· 80	びらん ············· 16,32,35,46,59,162	保湿 ························· 118
撥水クリーム ················· 116	頻呼吸 ························ 9	保湿因子成分 ·················· 51
撥水効果 ····················· 108	頻拍 ························· 9	保湿クリーム ················· 138
撥水剤 ······················ 34,53		保湿ケア ·············· 16,25,51,108
撥水作用 ····················· 17	**ふ**	保湿剤 ······················ 165
撥水テープ ··················· 152	不安 ························· 50	保湿作用 ····················· 17
パッド ······················ 33,102	フィルム ····················· 27	保湿ジェル ··················· 51
ハの字貼り ··················· 80	フィルムドレッシング ········· 93,138	保湿成分 ····················· 16
ハブガード ··················· 73	不穏 ························· 8	保湿ローション ··············· 119
バリア機能 ··········· 15,39,46,112	不快感 ······················ 92	補助行為 ····················· 21
バルーン ····················· 71	深い褥瘡 ····················· 130	補助循環装置 ················· 164
瘢痕 ························· 2,8	深い損傷 ····················· 2,29	補助循環治療 ················· 124,142
瘢痕化 ······················ 130	深さによる評価 ··············· 129	発赤 ····· 12,32,35,59,66,129,142,162
瘢痕組織 ····················· 140	不感蒸泄 ····················· 72	ポリウレタンフィルム ······· 55,133,
瘢痕治癒 ····················· 140	腹腔ドレーン ·················· 93	134,142,153,159

ポリウレタンフォーム ········· 25,56, 153,150,156
ポリエステル繊維綿 ··············· 116

ま

マクロファージ ···················· 3
摩擦 ······ 25,55,56,68,78,99,134,153
摩擦係数 ························· 112
摩擦刺激 ··························· 15
摩擦抵抗 ························· 138
麻酔 ···························· 170
マスクフィッティング ·············· 9
マスクローテーション ············· 12
末梢 ···························· 114
末梢血管収縮作用 ················· 124
末梢循環 ························· 124
末梢動脈疾患 ····················· 124
慢性化 ···························· 5
慢性創傷 ··························· 5
満足感 ··························· 52

み

ミコナゾール硝酸塩 ················ 51
密着性 ··························· 83
ミトン ··························· 74

む

無気肺 ·························· 164
むくみ ··························· 65

め

メラニン色素 ····················· 140
メンテナンスデブリードマン ········· 5
綿包帯 ··························· 60

も

モイスチャライザー効果 ··········· 112
毛根 ························ 130,146
毛細血管 ························· 129
毛細血管現象 ····················· 90
毛包 ····························· 2
漏れ ····························· 35

や

薬理効果 ························· 125
痩せ ····························· 8
痩せ型 ·························· 106

ゆ

融解 ····························· 3
有棘層 ···························· 7
油脂性基剤 ······················ 145
油脂性皮膚保護剤 ················· 118

よ

用手成形皮膚保護剤 ················ 95
ヨウ素含有軟膏 ··················· 100
抑制帯 ·························· 8,74
横漏れ ······················ 40,117
汚れ ·························· 49,53
予防対策 ························· 21

ら・り

落屑 ····························· 25
リーク ························ 11,54
リキッド ························· 86
離床 ····························· 89
リスクアセスメント ··············· 171
リスク因子 ······················ 140
リハビリテーション ················ 8
リムーバー ······················ 35
両面吸収パッド ··················· 42
療養環境 ························· 103
鱗屑 ····························· 25

る・れ・ろ

るい痩 ·························· 153
ルート固定 ······················ 72
冷感 ···························· 124
レッグウォーマー ················· 25
裂傷 ····························· 25
瘻孔 ····························· 35
瘻孔ケア ························· 95
瘻孔径 ··························· 97
ローション ······················ 119
肋骨部 ·························· 162

わ

ワセリン ····················· 121,145
ワンタッチ包帯 ··················· 114

数字・欧文索引

2層式エアマットレス ············· 132

6段階臭気強度表示法 ············· 104
30度側臥位 ····················· 132
DESIGN-R® ·············· 2,9,19,179
DPC（diagnosis procedure combination）··················· 151
DTI（deep tissue injury）········· 129
DVT（deep vein thrombosis）······ 59
ECMO（extra corporeal membrane oxygenation）················· 142
edema ························· 111
FGF（fibloblast growth factor）····· 4
IAD（Incontinence Associated Dermatitis）·············· 14,19,46
IAD-set ························· 14
IAD 重症度評価スケール ··········· 14
ICT ···························· 19
Karnofsky Performance Score ··························· 167
MDRPU（medical device related pressure ulcer）········ 9,19,53
MMP（matrix metalloproteinase）··························· 3
MTP 関節 ······················· 62
NHFT（nasal high flow therapy）··························· 12
NMF（natural moisturizing factor）· 112,123
NPPV（non-invasive positive pressure ventilation）·········· 9
NPPV マスク ····················· 53
PAD（peripheral artery disease）··························· 124
PaP スコア（Palliative Prognostic Score）····················· 167
PCPS（percutaneous cardiopulmonary support）··················· 124,142
PEG カテーテル ··················· 35
pH ····························· 46
platelet derived growth factor ······ 3
self-load related pressure ulcer ····· 9
VAP（ventilator associated pneumonia）·················· 164
WBP（wound bed preparation）··························· 5
wound healing process ············· 2

索引 | 185

褥瘡・創傷・スキンケア　WOCナースの知恵袋

2019年5月29日　第1版第1刷発行	総監修　溝上　祐子
	編　著　小林　智美、黒木　さつき
	発行者　有賀　洋文
	発行所　株式会社　照林社
	〒112-0002
	東京都文京区小石川2丁目3-23
	電話　03-3815-4921（編集）
	03-5689-7377（営業）
	http://www.shorinsha.co.jp/
	印刷所　共同印刷株式会社

●本書に掲載された著作物（記事・写真・イラスト等）の翻訳・複写・転載・データベースへの取り込み、および送信に関する許諾権は、照林社が保有します。

●本書の無断複写は、著作権法上の例外を除き禁じられています。本書を複写される場合は、事前に許諾を受けてください。また、本書をスキャンしてPDF化するなどの電子化は、私的使用に限り著作権法上認められていますが、代行業者等の第三者による電子データ化および書籍化は、いかなる場合も認められていません。

●万一、落丁・乱丁などの不良品がございましたら、「制作部」あてにお送りください。送料小社負担にて良品とお取り替えいたします（制作部☎0120-87-1174）。

検印省略（定価はカバーに表示してあります）
ISBN978-4-7965-2461-2
ⓒYuko Mizokami, Tomomi Kobayashi, Satsuki Kuroki/2019/Printed in Japan